# ENLACE TERAPÉUTICA

*Una nueva visión del servicio terapéutico.*

## LIDIA COTES

Editorial

90daysoulmate.com, LLC.

New Jersey, USA

90 DAY SOULMATE

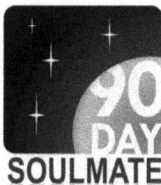

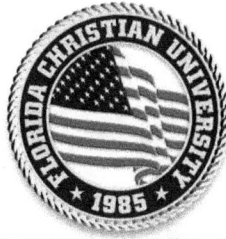

**Presentación**

Este libro representa una amplia investigación científica, como resultado de los estudios doctorales desarrollados en la Florida Christian  University, Orlando, Florida, U.S.A.

Fundada en 1985, la Florida Christian University es una institución de alcance global de enseñanza superior para estudiantes que procuran integrar sus estudios profesionales con fundamentos y ética cristiana.  El objetivo de esta institución es ofrecer programas de alta calidad de enseñanza superior para promover el conocimiento académico, además de contribuir al desarrollo profesional y personal de cada uno de los estudiantes.

La Florida Christian University ha sido reconocida con una certificación de oro (más alto nivel), por el Florida Council of Private Colleges, Inc. (FCPC) y por el Council of Private Colleges of America, Inc (CPCA); agencias que representan facultades, universidades y sus respectivos miembros ante el gobierno y agencias educacionales americanas.

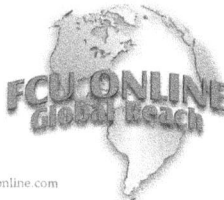

International Headquarters
5950 Lakehurst Drive ● Orlando, Florida 32819-8343 ● USA
Tel: 1-407-896-0101 ● Fax: 1-407-896-4477 ● e-Mail: fcu@fcuonline.com
www.FloridaChristianUniversity.edu

*II Thessalonians 1:11: "Wherefore also we pray always for you, that our God would count you worthy of his calling and fulfill all the good pleasure of his goodness, and the work of faith with power." (KJV)*

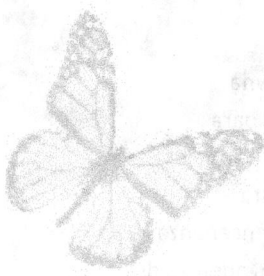
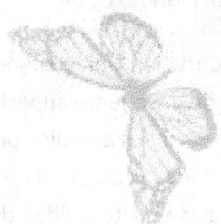
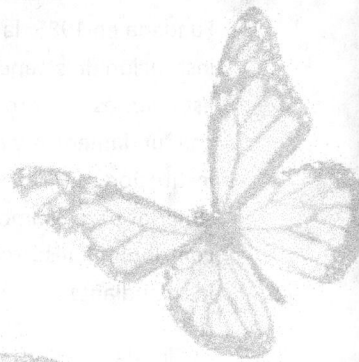
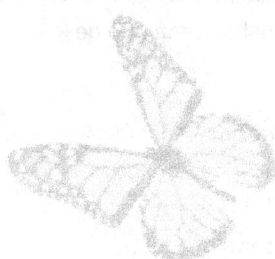

Diseño de la Cubierta:

www.90daybook.com

1ra Edición: U.S.A (2013)

ISBN: 978-0-9848000-7-0

Editorial:

90daysoulmate.com, LLC

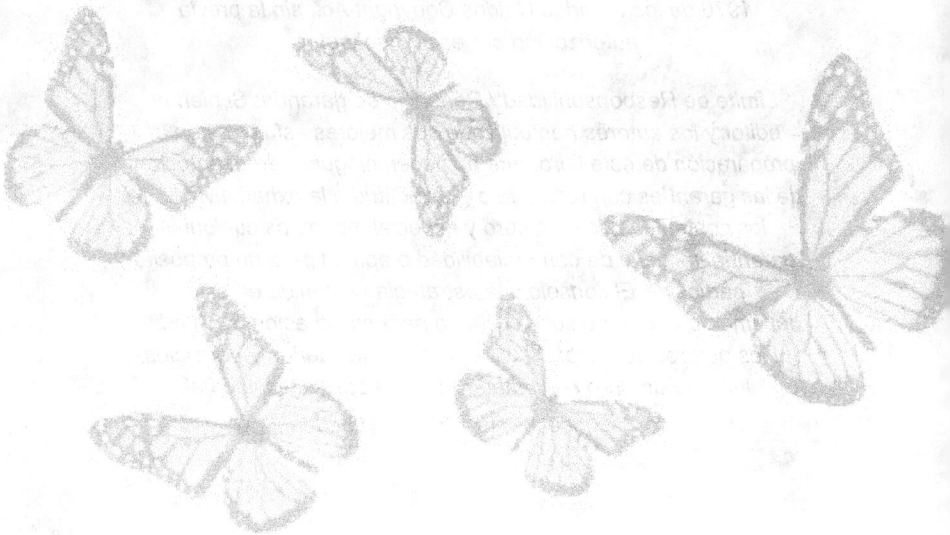

# CONTENIDO

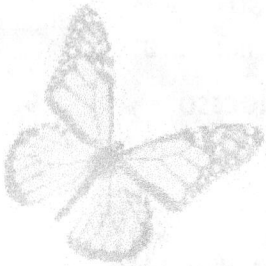
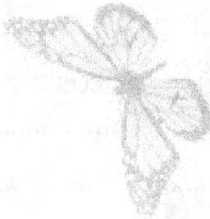
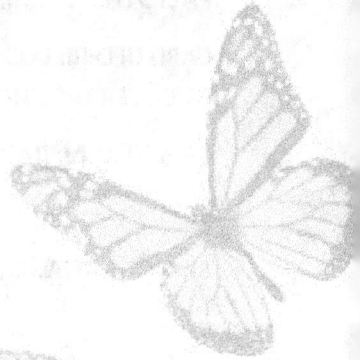
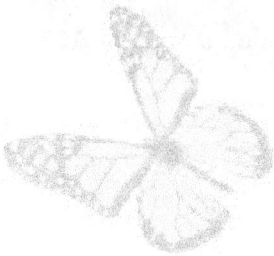
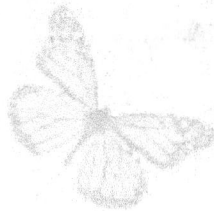

# DEDICATORIA

*A MI DIOS*

*Te quiero dedicar este libro desde la más profundo de mi corazón y con toda la humildad de mi ser, mi querido y adorado Dios, estoy inmensamente agradecida por darme la salud y la capacidad de poder llegar a esta menta, que gracias a tu fuerza espiritual que tu pusiste en mi desde el primer paso que realice al comenzar este camino tu siempre estuviste conmigo en todos momento y hoy al llegar al paso final, quiero darte las gracias mi señor, reconozco humildemente tu amor hacia mi, gracias padre amado de todo mi corazón, mi triunfo es tu triunfó y espero saberlo utilizar para honra y gloria tuya en bien de nuestra humanidad .*

*A mi esposo Luis S. Figueredo*

*Mi querido amor, fuiste tu el que tomo la decisión de que yo hiciera el doctorado, y hoy quiero darte las mas profunda gracias por confiar en mi y estar acompañándome en todos los momentos, no fue fácil, tu más que nadie lo sabes, fueron muchos sacrificios y empeños, pero tu siempre eres la columna fuerte en mi vida, gracias mi amor de todo corazón por ser como eres y que Dios padre todo poderoso te siga bendiciendo hoy y siempre y que nuestro amor se mantenga para siempre te amo .*

*A mis padres*

*Por ese amor incondicional y ejemplo, los amos y espero que se sientan orgulloso de mi.*

*Michael E. Cotes*

*No tengo palabra para decirte lo mucho que tu significa en mi vida, pero quiero decirte, que desde el primer momento que Dios te trajo a mi vida, ella cambio completamente, tu fuiste el motivo para yo seguir mis primero estudio universitario, tu eres la luz de mi camino, hoy al pasar de los años, eres un hombre y esta conmigo en todos los momento, hasta para hacer este libro, Michael gracias por ser como eres y les quiero gritar al mundo "ESTOY ORGULLOSA DE TI, TE AMOOOOO".*

*Para mis hermanos Juan, Margarita y Miguel , mis sobrinos y sobrinas , Para mi cuñado Dr. Rafael Jorge Figueredo y su esposa Dra Teresita Parra por su inmenso amor incondicional. A mis suegros, mi cuñado Yvan Marlin Gracias "JEFE " por todo tu apoyo y confianza que tuviste en mi y fuiste el que me inicio en esta carrera nunca lo olvidare , Muy Especial a Nelly Dalmasy que siempre desde mi primero días de estudio universitario siempre tuviste la confianza en mí NUNCA me olvidare de tus sabios consejo Gracias .*

# PREFACIO

La autora en la presente obra trata de presentar una aportación a todos aquellos que dedican su tiempo al desarrollo de la práctica psicoanalítica una aportación que sea de gran ayuda a la hora de estar frente al paciente afectado psicológicamente. Tratando de ofrecer los avances más importantes dentro del campo de las terapias clínicas en el campo de la psicología aplicada, con el fin de que el lector pueda renovar e incrementar sus conocimientos en lo que refiere a la práctica psicoterapéutica.

Desde que la psicología comenzó a ser tomada como una ciencia, ha existido la necesidad de un estudio constante y profundo en este campo. En la actualidad, cada vez se requiere de más personas interesadas por el estudio de la mente, de profesionales enfocados al área clínica de esta ciencia, así como mayor apoyo por parte de universidades, hospitales y el propio gobierno.

Ninguna de las palabras del párrafo anterior es desconocida en estos días, la necesidad de profesionales de la salud aptos para el trabajo de psicoterapia es algo de carácter urgente, tanto en países capitalistas como en aquellas sociedades que se rigen por leyes de conducta demasiado estrictas, en donde sin duda, se pueden encontrar no sólo miles, sino millones de personas que requieren de ayuda psicológica para poder enfrentar problemas, situaciones desesperantes o traumas de la niñez; por mencionar algunos de los problemas mundiales más urgentes de atención a nivel psicológico.

Las condiciones de vida del siglo XXI han cambiado a pasos agigantados, además, son ahora tan diferentes, cuando se les compara con las antiguas formas y modos utilizados en el siglo XX y en el XIX. Motivo por el cual, el desarrollo de nuevos tipos de enfermedades mentales, está siendo cada vez más común, tal como lo han hecho notar las últimas ediciones del DSM en Estados Unidos, en donde para la última edición, han aparecido un gran número del trastornos mentales nuevos comparados con los que se encontraban descritos en su primera publicación.

Este libro fue escrito para poder ayudar tanto a estudiantes de psicología como a profesionales de la salud en el proceso de tener una visión clara sobre las diversas terapias utilizadas en la actualidad para el tratamiento de diferentes trastornos psicológicos, asimismo, en cada uno de los capítulos se ofrece un texto completo sobre todo lo referente a: teorías, historia, corrientes; así como otros aspectos relacionados con las técnicas de tratamiento que se plantean en cada capítulo para con los pacientes con trastornos psicológicos. Además, se pretende dar una idea clara acerca de los diferentes tipos de personas que pudieran llegar a la consulta, a través de múltiples ejemplos que dejan ver situaciones reales en donde la autora ha intervenido, para ofrecer una herramienta al psicoanalista con el fin de que este aprenda a clasificar el tipo de individuo con el que este puede encontrarse dentro de su práctica.

En esta obra además, se tratan muchos de los aspectos de las teorías psicológicas más conocidas, tales como el psicoanálisis de Freud, los postulados generales de José Bleger, las leyes de la conducta de Wertheimer y Perls, así como los principios básicos de otras obras, que sin duda, han revolucionado a la psicología de una manera descomunal en los últimos 50 años. Asimismo, durante la explicación de cada una de las teorías se han comentado experiencias clínicas acerca de la mejoría o recaída de diferentes pacientes, cuando fueron analizados desde estos diferentes enfoques, de manera tal que cuando el estudiante o el psicoterapeuta se encuentre con una situación similar, pueda iniciar una conducta terapéutica adecuada al caso a través de la mejor técnica.

El escritor también suplica a todos los lectores del presente libro ser imaginativos a la hora de pasar por las lecturas abstractas, sobre todo las que presentan conceptos que son importantes para la comprensión de los estados de ánimo, también recomienda que los seguidores de cada capítulo pretendan, al menos en su mente, ser el psicoanalista de cada uno de los ejemplos que se presentan dentro de la presente obra, de esta forma, se podrá desarrollar de alguna forma la habilidad en lo que refiere a la buena relación con sus pacientes, así como la empatía para poder ofrecer un buen servicio a las personas a su cargo, sabiendo que se encuentran en busca de ayuda.

Los tiempos actuales, son tiempos en donde las ciencias básicas y formales, han logrado además ofrecer un estudio más profundo sobre la formación de los trastornos mentales. De esta forma, hoy en día el psicólogo tiene que estar familiarizado con los aspectos genéticos, anatómicos y hasta moleculares que plantean la neo génesis de los trastornos psicológicos. Un ejemplo de lo anterior es la aparición de las nuevas teorías sobre la desregulación de los neurotransmisores cerebrales, las cuales están tomando un auge muy grande dentro de las ciencias relacionadas con la salud mental, ya que gracias a estas y a los estudios que las respaldan, se ha hecho un tanto más entendible el estudio de sujetos que tienen problemas psicológicos, además de más interesante la lectura formal sobre la psicopatología de sus trastornos emocionales.

Otro campo que trata el libro y, el cual ha tomado un rumbo totalmente revolucionado gracias al estudio biológico de la mente es la psicología de las emociones. Ahora esta es mejor comprendida, por el hecho de que se han conjuntado la neurología, la neuroanatomía, el psicoanálisis y todas las demás corrientes psicológicas con el fin de obtener nuevas terapias enfocadas a la recuperación de los pacientes a través de la psicoterapia sin tener que llegar a recurrir al uso de fármacos reguladores del estado de ánimo.

El libro también tiene las pretensiones de servir como una excelente herramienta de consulta no sólo para los psicólogos, sino también para los médicos psiquiatras, ofreciendo explicaciones completas sobre las diferentes terapias que se pueden utilizar para el tratamiento de pacientes con los trastornos mentales más comunes, tales como: la depresión, el trastorno de ansiedad, los trastornos alimenticios, ataques de pánico, los trastornos de la personalidad. Enfermedades mentales que sin duda han tenido un aumento desmedido en las tasas de prevalencia de las ciudades más importantes y pobladas del mundo.

Dentro de cada capítulo se profundiza extensamente en las definiciones y conceptos que son esenciales para la correcta comprensión de la terapia que se está exponiendo, esto, porque reconocemos que muchos estudiantes pueden tener dudas en lo que refiere a términos especializados, sobre todo cuando se exponen terapias cuyo vocabulario técnico pueda llegar en cierto punto, a ser muy confuso para el lector.

El campo de la psicoterapia, al menos en los últimos veinte años, ha tenido una evolución muy rápida y, por lo tanto, cada vez existen palabras nuevas dentro de las tesis teóricas en las que se basa cada técnica, razón por la cual invitamos al lector a repasar una y otra vez cada uno de los términos utilizados dentro de cada capítulo para que su comprensión respecto al tema llegue a ser profunda. Además, también damos por hecho, que el lector tiene interés en conocer más acerca de los temas tratados dentro de cada apartado y, por eso, también hacemos una invitación atenta al mismo para investigar en otras obras de psicología, técnicas de psicoanálisis, psiquiatría y demás fuentes relacionadas; con el fin de que este pueda recolectar una mayor cantidad de información sobre el tema principal que se está exponiendo en el capítulo de interés. De forma tal, que el lector llegue a tener un dominio completo del tema a la hora de aplicar los conocimientos en la práctica clínica.

Tenemos, además el gusto de indagar en temáticas que no son muy referidas en una gran cantidad de obras relacionadas con la psicología clínica, por ejemplo, dentro de algunos capítulos se hace mención de como se ha podido ayudar a pacientes que ya han tenido fracasos con otras técnicas de tratamiento psicológicos, incluso de aquellas que han estado bajo el tratamiento con psicofármacos. De la misma forma, otro tema al que se le han llegado a realizar algunos apartados es el relacionado con la relación entre el pacientes (o el cliente, según la técnica) y su psicoterapeuta, ya que esto es esencial para que cualquier terapia pueda tener un éxito asegurado. Se han planteado muchas recomendaciones a seguir durante las entrevistas, las primeras sesiones, así como en los casos en los cuales se el psicólogo pudiese encontrarse con una recaída en la mala conducta del paciente o quizá la llegada de la última sesión del tratamiento, en este caso, para saber que conducta de seguimiento tomar con el individuo, de manera que se pueda estar lo más seguro posible que la recuperación tendrá un efecto duradero.

También se está abordando dentro de los capítulos de este compendio, la manera correcta de realizar una entrevista, la evaluación del paciente y el trato con respecto al mismo a través de cada sesión de su tratamiento psicológico, ya que en especial, el primer punto, es sin duda decisivo para que un individuo logre ser persuadido de tomar la terapia. De esta forma, el mismo podrá tener una solución de sus problemas, emocionales de manera más integral y en cierto punto relajada y divertida. Así mismo, hacemos mención dentro del contenido, sobre todos los aspectos éticos a tomar en cuenta a la hora de realizar la práctica clínica, desde los espacios necesarios para estos, hasta consejos para la recolección de información del individuo que está poniendo la confianza en el psicoterapeuta, con el fin de que la ética y el paciente sean los pilares de la formación de aquellos que son y que aspiran al mundo de la psicología y la psiquiatría clínicas.

Cada capítulo se ha realizado tomando en cuenta dos partes importante en su redacción: la historia y los principios teóricos de los principales postulados de la terapia expuesta y, las aplicaciones de la terapia en la práctica del profesional, todo esto para que al ver los ejemplos de la aplicación de la misma, se pueda tener una comprensión más que clara de los objetivos que se pretenden seguir durante la aplicación de las técnicas planteadas en cada apartado. Porque sólo de esta forma, dominando la teoría, se puede llegar a la experiencia profesional a través de la práctica constante y correcta.

El estudiante y sobre todo el psicoterapeuta, deben tener en claro que ninguna de las psicoterapias expuestas dentro de la obra ha comprobado ser la panacea con la cual se puedan tratar a todos los pacientes y, mucho menos, todos los tipos de trastornos conocidos hasta la actualidad, motivo por el cual, es importante que ambos estén constantemente en un proceso de preparación, conocimiento y ejercitación en sus habilidades de estudio y práctica de las mismas, para que puedan obtener un alto grado de sensibilidad a la hora de querer aplicar una determinada psicoterapia con un paciente y, lograr tener éxito en su recuperación. Sin embargo, aun en los casos en los que cualquiera de estos pretenda utilizar la misma técnica con todos los individuos a su cargo, podrá obtener información vital acerca del trastorno, sin embargo, llegará el momento en el cual tendrá que hacer uso de alguna técnica distinta para que su paciente pueda presentar mejoría clínica y funcional.

Por el párrafo anterior, se desprende que la determinación del tipo de personalidad del paciente a cargo, es un paso fundamental a la hora de seleccionar la mejor terapia psicoanalítica para el individuo en cuestión. Por otro lado, también hacemos hincapié en que establecer de manera inicial el tipo de personalidad de una determinada persona hace mucho más efectivo un tratamiento psicológico y, en muchos casos esto resulta más efectivo que el tratar de clasificar al paciente con algún síndrome de los tantos manejados en los libros de psicología-siquiatría, por tal hecho, tanto el estudiante novel como el profesional experimentado, antes de pensar en cualquier trastorno y método terapéutico, deben primero determinar el tipo de personalidad, ya que esto resultará mucho más beneficioso y evitará, sin duda, muchos dolores de cabeza y posibles recaídas a futuro.

Sabemos además, de antemano, que muchas veces los lectores no llegan a consultar un libro de este tipo desde la primera a la última página, motivo por el cual hemos desarrollado cada contenido de una forma tan detallada, que no hará falta al estudiante comenzar desde el primer capítulo para tener una comprensión completa de la técnica terapéutica, el enfoque clínico o la teoría misma de la que se habla, debido a que los aspectos relacionados con: vocabulario, definiciones, historia y mecanismos de enfermedad; se explican de una forma muy completa dentro de la obra. Para asegurarnos de que lo anterior pueda ser un hecho, se ha revisado de manera minuciosa cada contenido por profesionales aptos en este campo, de forma tal que mediante sus observaciones hemos logrado que la comprensibilidad de la obra sea muy alta, aún, para los estudiantes universitarios noveles en el área de la salud mental.

La creencia completa de la autora en las habilidades de los estudiantes, es algo que sin duda el lector debe dar por hecho, sobre todo si es un universitario, ya que son estos los que constantemente se ven interesados en realizar investigación clínica, experimental y a la vez compartir los resultados de las mismas. Sin duda, es reconocido que en muchos países como Estados Unidos,

Alemania, Reino Unido, entre otros, la psicología, principalmente en la rama que presenta este libro, la psicoterapia, constantemente se aplica en miles de hospitales, universidades e institutos dedicados a la salud mental, logrando con ello, el desarrollo de nuevas técnicas, ya que es esto, la aplicación del método, lo que ha permitido el desarrollo de nuevas terapias, unas incluso más efectivas que otras sobre ciertos tipos de pacientes. No obstante, creemos de manera fiel que el libro no sólo servirá para exponer los contenidos que el lector está buscando, si no para poder crearle un sentimiento de desarrollo que le impulse a aplicar las diferentes técnicas y a buscar la forma de mejorarla con el fin de que algún día, esperemos que no muy lejano, se pueda llegar al desarrollo de una nueva teoría que ayude a muchas personas con el pesar que les proponen los trastornos psicológicos, en un lapso más corto de tiempo y con menos posibilidades de recaídas en un futuro.

Es así como nuestras pretensiones para con este material son dar las herramientas adecuadas a todo aquel estudiante o profesional interesado en el área de la psicología-psiquiatría, para poder llevar a cabo una terapia exitosa con sus potenciales pacientes, además de servir de ayuda para la realización de ponencias, presentaciones y todas las actividades que tengan que ver con la docencia, tratando de esta forma de impulsar el talento y las habilidades del lector en el campo de las técnicas y terapias en el área de la psicología, esperando también a la vez, poder contribuir a la preparación de nuevos científicos en el campo del estudio de las neurociencias, la psicología en todas sus ramas, la psiquiatría y demás áreas relacionadas con el sistema nervioso y su funcionamiento.

¿Qué es lo que la autora siente del libro? Ciertamente, como es de esperarse, cualquier constructor al ver terminado un edificio o aquella casa tan bonita en la que paso tiempo, experimentan grandes sentimientos de alegría y de satisfacción que no sólo le hacen sentirse orgulloso de su trabajo, sino que también le hacen sentirse preocupado de que esa construcción sea utilizada por personas que le den un uso excelente.

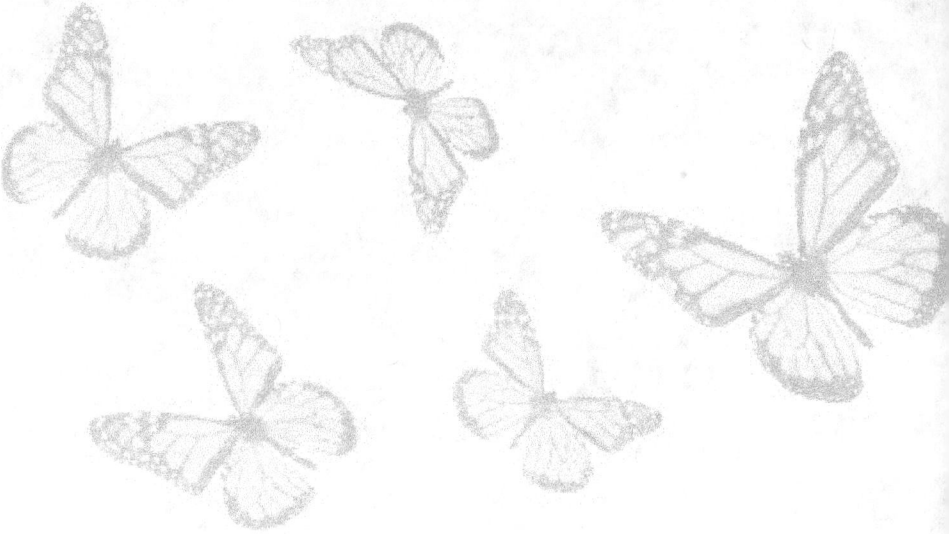

# INTRODUCCIÓN

La psicoterapia en cualquiera de sus modalidades, es una de las técnicas que a nivel mundial está siendo cada vez más considerada como una herramienta de excelencia en el campo de la salud de la mente. Además, en estos días, las personas cada vez toman una mayor conciencia de la importancia que es para un ser humano tener una menta sana. Esto, debido a que constantemente podemos ver en las noticias múltiples casos de niños, adolescentes, adultos y ancianos que padecen trastornos mentales de diversas índoles, es así, como las técnicas psicológicas para el tratamiento de trastornos emocionales desempeñan ahora un papel con doble importancia, esto para evitar el uso de medicamentos psicofármacos, que, además de ser muy costosos, no son accesibles para muchas personas en ciertos países.

La psicología, gracias al desarrollo de sus diversas teorías, puede servir en la actualidad como una herramienta totalmente preventiva, porque evita que algún trastorno agudo pueda volverse crónico e incapacitar al individuo por muchos años en puntos como: las relaciones interpersonales, la toma de decisiones, el desarrollo de sus capacidades cognitivas, por mencionar algunos ejemplos.

De manera común, aunque las personas se presenten ante un psicólogo o ante un psiquiatra cuando están presentando una crisis emocional o aun cuando son referidos por algún médico. La evaluación psicológica de estas es considerada como importante por lar personas en el largo plazo, esto, porque de alguna forma, se sienten en la necesidad de poder continuar con la guía necesaria para poder hacer frente a muchos de sus complejos de una forma confidencial y, además porque seguramente ya se sienten cansados de tener sentimientos, pensamientos, ideas y emociones dentro de su interior sin poder ser externalizadas libremente y sin temor a que alguien los juzgue.

Las ciencias de la mente, asimismo, se han transformado a pasos agigantados en los últimos cincuenta años, en lo que refiere a la orientación psicoterapéutica para diversos tipos de trastornos y enfermedades psiquiátricas, esto, porque a través de miles de estudios multi-céntricos en Europa y Norteamérica, se ha podido recabar una mayor evidencia tanto empírica, como experimental acerca de la eficacia, ayuda y prevención para enfermedades tanto orgánicas como psicológicas, algunos de estos ejemplos, la prevención de la enfermedad de Alzhéimer, mediante la gimnasia cerebral y la estimulación de la memoria; la depresión en cualquiera de sus formas, por media de la psicoterapia breve, Gestalt o cualquier otra; incluso, los trastornos alimenticios como la bulimia y la anorexia. Este hecho ha permitido que muchas instituciones de salud pública hallan incrementado de manera creciente todas las aplicaciones de las técnicas de tratamiento psicológico y, no sólo por la posibilidad de encontrar una solución a múltiples problemas a bajo costo, sino porque promueve una forma efectiva y eficaz de crecimiento personal e incremento de la autoestima de los miembros de una sociedad, de esta forma, al tener individuos más felices y con un sentimiento grande de capacidad, una sociedad es más prospera y a la vez más apta para el trabajo, el estudio, el cuidado del medio ambiente, etc.

Es un hecho irrefutable, que en el mundo en el cual la humanidad se está desarrollando de manera plena en estos días, la psicoterapia tiene un total gozo de un nuevo y cada vez más hermoso brío y merecido lugar y aceptación por casi todos los profesionales del área de la salud mental, como son: Consejeros, psicólogos, trabajadores sociales y psiquiatras, quienes en su diaria labor, encuentran en ella un instrumento que les permite obtener resultados benéficos, además de que reconocen el importante papel que las diferentes técnicas de la misma juegan a través de todo el proceso de recuperación del equilibrio psíquico-corporal del individuo durante periodos largos de tiempo.

El campo de la psicología clínica, por su parte, es en sí un aspecto clave en la preparación de cualquier profesional relacionado con la salud, además, también es parte de la formación para cualquier aspirante a una residencia clínica, como neurología, psiquiatría, neurocirugía, neuro-imagen, etc. Siendo en la actualidad algo muy importante, no sólo en la preparación académica, si no también dentro de la práctica profesional de aquellos estudiantes que están dando sus primeros pasos en el desarrollo de sus habilidades clínicas en la medicina general, la especializada, la criminología, la psicología pura y la misma psicología clínica.

En sí, cuando de manera intencionada tratamos de dar un concepto fundamental de lo que es de forma clara y concisa la psicoterapia, esto nos puede resultar en un acontecimiento que se convierta verdaderamente en algo tan complicado de explicar, que, para tratar que esto no pase, dentro de esta introducción estaremos definiéndola desde diversos enfoques con el fin de que el lector pueda tener un idea general compuesta a la vez de múltiples maneras de ver esta aplicación de las teorías psicológicas de forma clara y precisa. Inicialmente tendremos una aproximación donde nos referimos a la misma como un método por el cual, el psicólogo comienza un proceso de análisis de los pensamientos, recuerdo, emociones y los procesos cognitivos de un individuo con la finalidad de poder obtener una imagen general de la problemática del mismo (en caso de haberla) y, de esta forma poder encontrar el método más adecuado para ayudar al paciente a hacer frente a su realidad y a mejorar su presente.

Esta estupenda obra para el interesado en la aplicación de la psicología, tiene su origen en un momento de reflexión sobre el hecho de que los profesionales recién egresados pueden sentirse con cierta inseguridad cuando desean comenzar su práctica con pacientes, esto, aun cuando a través de todo su proceso de formación han recibido instrucción en incontables talleres, congresos, conferencias, seminarios y, esto, sin duda, hace ver al profesional de la salud mental como un personaje que se encuentra ante un reto muy difícil. Esto, hasta cierto punto parece normal, sin embargo, es necesario comenzar a romper las barreras en cualquier momento y comenzar a definirse a uno mismo como capaz para comenzar a aplicar toda la teoría que ha visto a través de los años de estudio experimentalmente y que mejor, que a través de la guía de este pequeño compendio. Además, el presente libro tiene como meta poder ayudar a encontrar soluciones a una gran cantidad de interrogantes de carácter práctico, las cuales a la vez, han sido colectadas a través de múltiples entrevistas con profesionales del área de la salud mental cuando se les preguntaba sobre las dificultades más comunes a la hora de realizar el psicoanálisis de un paciente y, que quizás, estas mismas jamás se hallan tocado en las aulas de clases o en las prácticas profesionales llevadas a través de su formación en psicoterapia. Esta serie de dudas sin duda, son vitalicias para que el psicólogo o el psiquiatra, pueda llegar a sentirse más cómodo, seguro y capaz para tomar una decisión sobre qué camino tomar a la hora de determinar el problema psicológico principal de un cliente que se encuentra en su consultorio. Asimismo, dentro de este amplio y completo libro, comenzaremos a revisar temas tan interesantes como son el uso del tiempo durante una sesión de psicoanálisis, el porqué de la importancia de tener sesiones con tiempo definido y sobre el orden que estas deben llevar desde su comienzo hasta su finalización.

Puntos relevantes y controversiales dentro del mundo de los psicólogos, también serán tratados a lo largo de la presente obra, uno de ellos, los miedos del psicoterapeuta, se comenzará a profundizar dentro de los primeros capítulos, así como los escenarios que más llegan a atemorizar a los mismo, sobre todo cuando el miedo viene ocasionado por la falta de experiencia en el campo. Asimismo, también se verán mediante ejemplos, situaciones en las que se recomienda qué cosas hacer o no llevar a cabo en el momento en que se tiene un paciente que se resiste a tener una conversación durante la sesión o que simplemente adopta una conducta de no asistir a la misma de manera regular. Los ejemplos también ayudarán a que el lector pueda en un futuro comenzar a lidiar con las no tan comunes resistencias del paciente a la terapia, sobre todo, cuando es impulsado a recibir la misma por sus malas conductas o por múltiples conflictos familiares o en su trabajo.

El establecimiento de un clima emocional adecuado para con el paciente en trato, es otra de las cosas de las que se podrá aprender durante las diferentes lecciones y psicoterapias que se verán, esto porque sabemos que es verdaderamente necesario establecer una relación segura con el paciente, basada principalmente en la libre expresión, la empatía y la confianza. La lectura cotidiana del libro, seguramente aportará una mejor visión del proceso de formación de una psicopatología y de los diferentes escenarios terapéuticos con los que podemos hacer uso para lograr tener mejorías clínicas y funcionales en lapsos mucho más cortos de tiempo, de forma que podamos lograr que nuestro cliente (paciente, según la terapia) pueda: tomar conciencia de sí mismo, entender las conductas que realiza, conocer los orígenes psicológicos de estas últimas, ayudar a que el contacto con los que le rodean sea más grato, combatir sus neurosis, comenzar un proceso de toma de responsabilidades antes sus actos y obligaciones.

Cuando comenzamos a analizar desde un punto de vista profundo, preguntas capciosas como: ¿Realmente alguna psicoterapia es más eficaz para realizar un cambio más estable durante mucho tiempo en relación a las otras con las que se dispone hoy en día?, ¿Puede ser este método la solución a todos los trastornos?, nos dimos cuenta claramente que la respuesta universal para estas interrogante era un rotundo no.

El modo en que una terapia psicológica, pueda ayudar en mejor o en peor forma a individuos, dependerá de varios factores, aun cuando se tengan casos de gemelos idénticos con idéntico trastorno emocional, de forma que, no existe una panacea que sea el enfoque terapéutico para tratar todos los tipos de enfermedades mentales, pero sí, existe el psicoanalista que es capaz de dominar la gran mayoría de los métodos conocidos para ayudar a los enfermos a sentir un profundo cambio en sus trastornos emocionales, aun cuando ellos piensen que se encuentran en un nivel tan grave, que sólo puedan sentir mejoría acudiendo a psicofármacos.

De la misma forma, el profesional entrenado y preparado en la psicoterapia, puedo lograr desarrollar en sus pacientes todas las habilidades de carácter social de forma que sus conductas, pensamientos, cogniciones y emociones sean vistas por el mismo desde una nueva perspectiva, muy totalmente de la que el mismo solía verla desde su infancia y, con esto darle una herramienta que la permita tener un mejor control de sus relaciones interpersonales, de forma que con estas pueda sentirse de manera mejor, obteniendo los objetivos que desea y, consiguiendo a la vez que para el paciente, los demás no le sean un obstáculo que le impidan conseguir la realización de todas sus metas.

Algunas de las psicoterapias que serán analizadas dentro de esta obra, también enseñarán al lector el cómo poder definir su propia capacidad para relacionarse con los demás profesionales en un momento de docencia, de manera que consiga un máximo de beneficios con todas las experiencias que tenga con sus pacientes, sabiendo que la enseñanza es un proceso vital para conservar el conocimiento generado a través de los años. Además, mediante la lectura continua del libro, también se verán mediante ejemplos como obtener el mínimo de experiencias adversas tanto a en el corto como en el largo plazo.

El desarrollo de las habilidades sociales que la obra pretende que el psicoanalista desarrolle, incluye puntos importantes como: la inteligencia emocional, la capacidad de análisis, la empatía, la asertividad y la observación. Todos los empeños realizados en la dirección anteriormente explicada, no deben y tampoco pueden desconocer que el desarrollo y la proyección a futuro de la psicoterapia en este mundo tan cambiante y, en nuestro propio país es un tema vital en todas las áreas de la misma. Así, uno de los problemas que se encuentra entre los primeros sitios para ser resuelto y, con el cual de seguro que se enfrentará todo aquel que comience a profundizar en el área de la psicoterapia, tanto en su estudio, en la enseñanza y aplicación de la misma, será el de discernir entre la gran cantidad de teorías que la ciencia tiene en sus haberes y técnicas, de forma tal que al momento de haber escogido, se elija aquella que parezca ser la más conveniente, advirtiendo también que existe siempre la posibilidad de caer en la terrible paradoja, de que si bien, para una adecuada elección se requiere de conocimientos específicos y cierta pericia, el exceso de estos elementos también puede generar dificultades a la hora de elegir el mejor método para alguien con un trastorno emocional con el que no se haya tenido contacto profesional antes.

Por el párrafo anterior, destaca la importancia de tomar en cuenta para la correcta elección, factores cognitivos del paciente, tales como: los valores, la forma en la que ve sus problemas cotidianos, sus creencias, sus inhibiciones, el cómo evalúa el medio y la realidad que le rodea, entre otros. De forma tal que el psicólogo pueda desarrollar esa capacidad que le permita determinar, como los puntos anteriores ejercen una influencia importante en la vida del paciente y, sobre todo, en el trastorno emocional que presenta. El programa de estudio que se presenta dentro de este libro, incluye a través de ejemplos, la aplicación de las técnicas más efectivas que muchos psicoterapeutas han utilizado para lograr que todas estas áreas del paciente presenten mejorías sorprendentes.

La presente obra que tiene en frente, antes que nada, se trata de un libro que fue hecho totalmente bajo un enfoque práctico. Durante cada una de sus páginas, la autora intenta realizar de manera resumida una narración de sus experiencias como profesional de la salud mental y, también mandar recomendaciones por escrito sobre las mejores técnicas para tratar con pacientes difíciles, según su propia experiencia y las evidencias encontradas a través de una gran cantidad de hallazgos científicos de publicaciones mensuales de muchas revistas de psicoterapia a través del mundo, en especial las que tienen artículos sobre la ansiedad del paciente en las sesiones y el tratamiento de muchos trastornos mentales mediante el psicoanálisis.

La autora trata que de alguna forma, gracias a la lectura constante de los capítulos, los estudiantes de psicología clínica logren estar totalmente familiarizados con cada uno de los tratamientos presentados dentro del libro. Tener conocimiento de terapias como: la terapia breve, la cognitiva, las Gestalt y otras, es sin duda básico para aquel que tiene las intenciones de ayudar a alguien, sobre todo por la efectividad que han demostrado para tratar las crisis de ansiedad crónicas. Muchos psiquiatras y psicólogos han aplicado estas técnicas durante toda su práctica clínica, obteniendo grandes resultados y la autora desea que el lector también pueda compartir esta experiencia. Además, durante el desarrollo de libro se describen de forma clara y concisa la historia de cada una de las teorías que sustentan la terapia en cuestión, además de las cosas relacionadas con los conceptos, teorías y relaciones de estos para con la aplicación del tratamiento, lo que será sin duda, una gran ventaja para quienes sientan no contar con los antecedentes necesarios de estudio para comprender los temas a ver durante cada uno de los capítulos que conforman esta obra.

La relación entre todo paciente y terapeuta debe ser siempre clara, amistosa y empática. La autora dentro de los primeros capítulos dedica una gran cantidad de tiempo al desarrollo de una explicación por demás eficaz sobre todas estas cuestiones, esto, por el hecho de que en todo el mundo miles de personas comienzan a requerir de los servicios de un guía en psicología ya sea en la sección de urgencias de un hospital o simplemente por el interés despertado por la necesidad de encontrar solución a múltiples problemáticas.

Este libro contienen todos los textos que recogen las últimas actualizaciones que refieren al uso de terapias bien conocidas como la terapia Rogeriana, la terapia cognitiva o incluso aún la terapia breve. Por lo tanto, la futura utilidad de los presentes capítulos, exige al lector el centrarse primeramente en la información recolectada a través de las primeras dos sesiones con su pacientes, es decir, el reconocimiento del tipo de personalidad de su paciente, de sus rasgos físicos, reacciones y conductas tomadas ante las preguntas, posibles patologías presuntivas de origen mental y porque no también de las físicas mismas; todo esto para comenzar a establecer objetivos clínicos que se enfoquen en un tratamiento psicoterapéutico que sea los más posible de corta duración y con una recuperación de largo tiempo, tratando de que no existan recaídas al menos en un plazo de cinco años. Del mismo modo, el lector tendrá la seguridad de que la obra contendrá ejemplos y descripciones muy completas sobre los diferentes trastornos mentales que serán analizados por cada una de las teorías que conforman el cuerpo central de las psicoterapias y, gracias a esto, podrá encontrar puntos importantes en la formación de la patología mental del pacientes, tales como: las relaciones cognoscitivas, la aparición en la infancia de los primeros conflictos emocionales, los momentos en que aparecen los episodios más psicóticos, etc. Todo lo anterior con la finalidad de que el lector pueda tener un desarrollo de las habilidades del interrogatorio por anamnesis del terapeuta para encontrar causados por otra enfermedad.

Desde la mirada actual de muchos, los tratamientos basados en psicoterapia se encuentran en el lugar de observación de una gran cantidad de personas dedicadas al área de la salud, por esto, profesionales de la educación tanto en personas normales como en personas con discapacidades intelectuales, enfermeros, médicos, psicólogos y hasta profesionales en el derecho; por el hecho de que su utilidad se ve reflejada a la hora de dictar veredictos, dictámenes, prescripciones y envíos para el estudio de los coeficientes intelectuales y de las conductas de individuos con problemas En este libro seguramente también se presenta a la psicoterapia vista desde el punto de vista ético, ya que como se ha dicho antes, la mirada de todos los profesionales a la misma está dirigida además, para encontrar un punto de referencia de lo correcto en sociedad, viendo a la terapia psicológica, como la mejor forma de obtener una conducta socialmente correcta en personas con tendencias problemáticas en sus relaciones interpersonales. Las aportaciones de carácter teórico escritas a través del desarrollo de esta obra, trataran los temas anteriormente comentados, junto con las situaciones en donde se ponen en práctica cada modelo psicoterapéutico, de forma tal que puedan hallarse en el lector con el paso del tiempo habilidades necesarias para que este se sienta seguro de usar cualquier modelo que considere correcto para un cliente determinado.

En el otro extremo de la moneda, también veremos a través de muchos párrafos como se hacen presentes otros enfoques tan amplios y a la vez tan abiertos, que llegan a la adopción del eclecticismo como posición metodológica, tomándose a la vez como una guía para la acción psicoterapéutica, hecho que al mismo tiempo impone un gran peligro de sumir al terapeuta en una práctica tan espontanea que lo lleve a descuidar el rigor metodológico y la coherencia en su actuación, a la vez que también puede dificultar la elaboración personal, que al fin y el cabo, todo estudioso se ve obligado a realizar.

Uno de los cuestionamientos que en nuestro medio con periodicidad suele provocar legitimas preocupaciones, es el hace referencia a la orientación psicológica que en sí mismas sustentan la mayor parte de las técnicas disponibles y, por otra parte, la adecuación de las mismas o no con la realidad objetiva del paciente. A veces el lector puede preguntarse en determinado momento ¿Dónde se encuentran las técnicas que respaldan a la Psicoterapia misma? O ¿Cuáles son las evidencias reales de que estas funcionen realmente? A estas últimas cuestiones, la autora se ha referido en este libro con mucho detalle, en especial desde el inicio de cada capítulo.

En la actualidad el terapeuta suele tener en cuenta también la orientación humanista del pensamiento cognitivo del cliente. Por lo anterior, en determinado momento también se pudiera pensar que la adopción de una orientación en psicoterapia, simplemente, consistiría en el empleo o reconocimiento de algunas categorías, pero, la cuestión no es tan simple como parece a simple vista, realmente no se trata según el punto de vista la autora mismo de repensar la psicoterapia en términos de las categorías que la psicología establece para la orientación, sustituyendo "viejas categorías" por estas, sino de repensar la psicoterapia a partir de la base metodológica que ofrece el material como herramienta para poder conocer y hacer transformaciones verdaderamente completas de la realidad misma. Lo anterior solo es posible a partir de una negación dialéctica, que, aprovechando los aspectos positivos de los aportes anteriores en toda la historia de la psicoterapia, permite una síntesis de este pensamiento que cristalice en algo superior.

Como quiera, lo anterior nos lleva a prestar atención al papel que juega el modelo teórico de partida (por su carácter metodológico, predictivo, etcétera) y la forma en que este determina las estrategias y tácticas que serán empleadas por el terapeuta, así como el propio proceso de formación y desarrollo de los modelos y las posibles desviaciones a que un modelo en particular puede dar lugar; modelos psicoanalíticos, conductual y humanísticos, son un ejemplo de esto que quiero significar.

En este punto, también es muy importante señalar el rol de la comunicación en la psicoterapia, ya que resulta de una importancia totalmente vital y, es válida también para lograr una relación psicoterapéutica entre el paciente y el psicólogo, porque esta debe comenzar de manera correcta desde que comienza a involucrarse el paciente en la primera sesión, los intercambios de mensajes entre los mismos, incluido el silencio proporcionarán más del 80% del diagnóstico y la mejoría. Además, el intercambio de mensajes es una relación de carácter interno, por definir la estructura de la problemática del paciente y la capacidad del terapeuta para comprender a su paciente, sin mencionar que también para determinar el status de cada uno en la misma.

Todo terapeuta debe dominar la comunicación, ser un experto en el dominio de la misma es algo que también aprenderá dentro de este libro, tanto la que se da a nivel verbal como a nivel visual. La importancia de la comunicación en la psicoterapia se comprende fácilmente si comenzamos a considerar su tan importante rol en el proceso de establecer y empezar a desarrollar una perfecta y estrecha relación entre individuo-terapeuta y, de cómo esta misma comienza a ganar un nivel muy importante en los futuros resultados que podría tener terapia, por lo cual, ésta siempre se convertirá en una condición preestablecida y a la vez muy indispensable para que la psicoterapia logre ser muy exitosa en el paciente. Siguiendo con este tema este punto referente a la comunicación, también se vincula igualmente con todas las problemáticas de las actitudes terapéuticas, la psicoterapia no es solo una cuestión de técnica.

Aun cuando a lo largo de esta introducción se han logrado plantear una gran cantidad de diferentes actitudes que los psicólogos tienen deben poseer y manifestar como terapeutas, en general, en muchos lugares se aceptan como fundamentales: la capacidad de desarrollar la empatía para con el paciente o su familiar, una actitud de aceptación totalmente incondicional del individuo como persona, además de la autenticidad de las actitudes del terapeuta durante su desarrollo en la terapia del individuo, esto es, el terapeuta debe ser congruente. Los factores terapéuticos por sí mismo, son más una cuestión de actitudes que de técnica y, esta última, debe ser perfeccionada y a la vez siempre el que la aplica debe asegurarse de que sea correcta, porque existe la posibilidad de que pueda ser defectuosa, criterio que no necesariamente es compartido por todo el mundo, sin embargo, sea cual sea el caso, las actividades no pueden ser incongruentes, ya que en este caso se efectuarían todavía más los resultados esperados para él paciente.

La psicoterapia es también una cuestión de ética, por el hecho de que se está tratando con organismos vivos, aquí el termino ética-terapéutica puede ser de alguna forma resumido como: poner en primer lugar los intereses del individuo, en tomar una actitud de completo respeto al individuo que se pone a cargo del psicólogo como persona y en la total evitación de terceros intereses y necesidades que el psicoanalista pueda tener (cobros excesivos, sometimiento a procedimientos sin consentimiento, etc.), los cuales pueden siempre interferir en la relación entre ambos actores del psicoanálisis.

Es necesario afirmar también que está muy claro también que el tema de la ética tiene que ver además con cuestiones tan personales como la seriedad con que el terapeuta utiliza los procedimientos terapéuticos, la actitud ante la superación de sí mismo y de su paciente, el trato con los otros colegas profesionales del área de la salud mental, la tan importante y necesaria discreción en el manejo de los datos que puedan afectar de cualquier forma (mínima o grave) afectar a la persona que se encuentra a su cargo.

La eficacia de la psicoterapia, por otro lado, es otro de los aspectos tan temidos por muchos, a los que necesariamente ha de enfrentar todo profesional en el área de la psicología clínica o de la psiquiatría. En estos días la importancia se ha desplazado de su interés inicial, por reconocer el tipo de técnica que mejor obtiene resultados para el paciente, si es posible en el corto plazo.

De igual forma, como en el párrafo anterior, hacemos énfasis en el hecho de que el éxito esperado también depende de que tanto el sujeto pueda abrirse durante cada sesión, si logramos buena comunicación desde la primera vez que nos encontramos con el cliente, seguramente entre la segunda y tercera terapia podremos identificar el tipo de problema que este tiene, porque no en pocas ocasiones, la problemática parece ser totalmente diferente a lo que el paciente o sus familiares expresan que se tiene.

Otra cosa necesaria para el éxito, es el tiempo implementado durante cada encuentro con el psicólogo y, esto, será además un hecho que se deberá tener totalmente en mente, las terapias exitosas tienen por lo general periodos de tiempo definidos y, muchos psicoanalistas reconocen el hecho de que terapias excesivamente largas se vuelven infructuosas al mismo tiempo que terapias cortas de tiempo, para mejorar los resultados esperados en este punto, el psicólogo puede hacer uso en muchas ocasiones de las famosas tareas para el hogar, que sin suda han logrado generar muchos resultados positivos.

La mayoría de los enfoques que se tienen hoy en este campo, ven a la psicoterapia totalmente como un extenso proceso y, lo anterior muchas veces resulta razonable si comenzamos por entender que debemos tener en consideración el valor metodológico que este hecho tiene. Conceptualizar a la terapia psicológica como un proceso complejo, siempre implicará en todos los casos reconocer al final que esto no es cierto, que, aunque esta posee diversas etapas a lo largo de sí misma, cada una tiene un objetivo y un contenido determinados y, que en cada una de ellas es totalmente necesario aplicar determinadas estrategias y métodos terapéuticos.

La importancia de la concepción de la terapia como proceso, es que se convierte en una guía para la acción terapéutica, permite predecir, lo que va a suceder en algunas formas, además, brinda una explicación de esto que ocurre y ocurrirá, pero lo más importante es que permite descubrir regularidades presentes en dicho proceso, que por su puesto se deben vincular con las cuestiones planteadas, en cuanto a la efectividad de la terapia.

Por último, para concluir con esta breve introducción, la autora trae el tema relacionado con el problema de los procesos de cada uno de los diferentes métodos a la hora de realizar la aplicación una psicoterapia específica. El proceso de aplicación – método de la terapia psicológica, no es un método de transmisión y recepción de recetas que están pos sí mismas pre-elaboradas, con las cuales, de alguna forma se pueda hacer frente a las distintas situaciones que se presentan en la práctica terapéuticas, gracias al desarrollo de múltiples situaciones como ejemplo, la autora está proporcionando al lector una respuesta a esta problemática, de forma tal, que cuando se le presenten pueda contar con excelentes herramientas para afrontar este tipo de situaciones problemáticas que a la vez hacen que el paciente pueda sentirse inseguro con respecto a la pericia del psicoanalista que lo está tratando. Por tanto, está demás indicar que es necesario tomar en cuenta el analizar cada una de las situaciones expuestas aquí y de repasarlas una y otra vez para que quede la seguridad de que se está comprendiendo cada uno de los capítulos que la autora ha seleccionado.

La situación de la ética profesional, además, es muy necesaria comprenderla, en la actualidad la corriente ética está siendo ignorada en muchos lugares y, cada vez el esfuerzo que se hace en la nuevas publicaciones por retomar este sentimiento de responsabilidad en el actuar para con los seres vivos, resulta un poco complicado. La televisión, las actitudes de muchos profesionales así como la falta de preparación en este campo por parte de las universidades, ha logrado cosechar profesionales poco interesados por la buena forma en lo que refiere a la práctica profesional de la psicología clínica. Pero que sin duda, a la hora de problemas legales, dicho aspecto siempre es el primero en salir a flote, sobre todo cuando se llega ante los tribunales de la suprema corte de justicia del país respectivo donde se encuentre el lector. La ética profesional, no es más que la simple aplicación de las correctas prácticas, que no busquen un fin de obtener un beneficio trivial del paciente o usar la información que este nos proporcione durante las sesiones para causarle agravios, esto aunque parezca sencillo, parece a la vez ser muy complicado para miles de profesionales que hoy en día, buscan establecer terapias de meses con el paciente con el fin de obtener mayores ingresos aprovechándose de la información que el paciente o los familiares les dan en su preocupación por encontrar una solución a los conflictos emocionales. Por lo tanto, el recomendar constantemente no hacer esto, es lo que busca el presente libro durante cada uno de sus contenidos.

Espera la autora, que el presente libro contribuya a la superación activa de los profesionales en el área de salud mental y a que muchas personas puedan superar sus complejos emocionales, aun cuando estos ya se hayan convertido en una enfermedad mental.

# CAPITULO I: INTRODUCCIÓN A LA PSICOTERAPÍA

En la última década, alrededor del 20% de las personas en el mundo sufren de problemas emocionales por diversas circunstancias, siendo los problemas más comunes la depresión, el estrés y la ansiedad, así lo afirma el Concilio de Psicoterapia Mundial (WCP, en si siglas en inglés), en su informe presentado ante la Organización de las Naciones Unidas (ONU), en Nueva York.

La inquietud de presentar un enfoque más atractivo de las técnicas de psicoterapias a la sociedad, en sí, es uno de los principales objetivos de este capítulo, en donde mostrar la importancia de las psicoterapias como elemento de diagnostico, prevención, tratamiento y cuidado de estas enfermedades que año con año incrementa el número de victimas y que en muchos casos las victimas se niegan a recibir ayuda.

## La Psicoterapia y su desarrollo

De entrada se debe tener en claro que la psicoterapia que realizan los profesionales en psicología, no consiste estrictamente en que el paciente se acuesta en un suave sofá y narre todas aquellas experiencias que, desde pequeño, vivió y que jamás había compartido con ninguna otra persona, mientras el profesional es únicamente un espectador más de la vida terrenal del sujeto en desahogo.

Está, es la imagen errónea que se ha divulgado en los medios de difusión masiva, como el cine y/o la televisión; de ser así, sería una consulta inerte para el paciente, pues no existiría el momento adecuado para que el psicólogo exponga sus consideraciones y revele los problemas que ha encontrado en el paciente.

En realidad, desde el primer momento que el psicólogo realiza un diagnostico, con preguntas concretas referidas a lo que en un primer momento la persona en consulta expresó adolecía o padecía, identificar así, en base a estudios científicos psicológicos, qué clase de tratamiento necesitará este paciente para la superación del conflicto.

Los conflictos emocionales en general, están ligados al hombre desde tiempos remotos, desde las sociedades primitivas que en su contexto propio, estaban expuestas a conexiones sobrenaturales y místicas por la invocación de dioses, como el dios Sol, o el dios de la lluvia, por ejemplo, por lo que posteriormente necesitaban de la ayuda del chaman (hombre que, en algunas culturas, se considera que tiene el poder de comunicar con los dioses y curar enfermedades usando sus poderes mágicos, hierbas y productos naturales) para llevar a cabo la liberación del alma atormentada.

Y fue hasta finales del siglo XIX e inicios del XX, cuando se producen grandes cambios económicos y sociales, que paralelo a los grandes descubrimientos efectuados en el campo de las ciencias, facilitaron la generalización y los intentos de integración de los aportes teóricos de varias autoridades científicos

Cambios que, con los descubrimientos en campos de las ciencias, permitieron el aporte de diversos teóricos a este campo de la psicología.

Es hasta después de la segunda guerra mundial cuando se comienza a reconocer y crecer la intervención psicoterapéutica de los psicólogos en asuntos sociales y públicos.

Para los años setenta, el enfoque conductista toma fuerza en los campos de estudios de América y Europa y es aquí cuando los psicólogos reconocen su potencial para crear en el hombre una imagen mucho más mecanizada y olvidada de aspectos subjetivos.

Para los tiempos modernos, Seixas y Miró, en 1993 citaron las tendencias de nuestra época en el campo de la psicoterapia:

La primera es **la tendencia a la investigación de resultados**. En esta tendencia los teóricos identifican que la psicoterapia, independientemente de los modelos que se utilicen, es totalmente efectiva a diferencia del placebo o no tratamiento.

La segunda tendencia es **la búsqueda de modelos eclécticos e interactivos.** En este nivel, el psicólogo se habilita para definir el tipo de terapia que utilizará en relación a los problemas del cliente.

La tercera y última tendencia es el **crecimiento de las terapias breves**. Que se establecerá en base "a criterios de economía terapéutica y social bajo criterios de efectividad y eficiencia".

Asimismo, para que cada recurso sea efectivo debe desarrollarse en un espacio de ayuda y relación terapéutica previamente construido que permita emplearse de forma consciente y planificada.

**Algunas Técnicas**

Para tratar pacientes, el profesional en los procesos mentales tiene un verdadero abanico de técnicas para emplear en el paciente según sea el caso, que todas sin importar el método busca la disminución de conflictos y tensiones, de cualquier contexto.

Hace unos meses una joven de 25 años aproximadamente, a quien llamaremos Liliana, tomó la iniciativa de acudir a un psicoterapeuta por problemas en su capacidad de asociarse con gente, pues ella había crecido en un núcleo familiar no solamente exigente en cuanto a calificaciones se refiere, sino también en los grupos o personas con las que podía convivir sin tener un reproche inmediato.

Pero la consecuencia de este prolongado aislamiento del resto de la clase, cuando cruzaba primaria, secundaria y universidad fue pensar que las personas debía tener un cociente intelectual elevado para aceptarlo sin dudar, en sus círculos de amistad. Problema, que ella misma había identificado ya en su etapa como adulta, de la cual deseaba salir, pero por si sola "no podía", en palabras textuales, por lo que decidió acudir a psicoterapia para superarlo.

De este modo, la psicoterapeuta sometió a Liliana a la técnica "El aprendizaje observacional o vicario", parte de la *Psicoterapia Conductual*, que consiste en aprender patrones de conducta que se deriva de la observación de otros, es decir, la paciente debía poner atención al proceso de cómo socializan los individuos que la rodean, y llegar a adoptar ciertos patrones para establecerlos como propios y comenzar "a caminar" por sí misma en un "mundo de relaciones interpersonales normales".

Pero esta técnica tal, como expone la teoría es altamente dependiente al contexto en que el paciente se desenvuelve, por ejemplo, si este ve a individuos en acción de interacción, ella se mostrará factible a estímulos favorables, que la muevan a relacionarse con los demás del circulo en el que se encuentre.

En cambio, cuando la conducta de la que trate de aprender resulta castigada, entonces no se tiene consecuencia o avance alguno.

Estas dos dependencias anteriores son inevitables en la ejecución de la técnica, pero superables cuando el tratamiento logra los objetivos.

Como se ha descrito a estas alturas del capítulo, muchos de los recursos que utilizan los terapeutas tienen técnicas básicas o procesos de la psicoterapia van bastante encaminados a la psicología.

Y precisamente porque la psicoterapia es un modelo de intervención clínico complejamente estructurado y que precisamente el agente encargado de la intervención deber ser por rigor un psicólogo. Pero, ¿por qué?... porque es el único profesional que trata con carencias de sustrato físico, son como lo antónimo de los médicos generales, que su base de trabajo es el tangible cuerpo humano, los psicólogos no, ellos tratan los procesos mentales, los cuales son intangibles.

La psicoterapia como los demás tratamientos clínicos necesitan la asistencia de un experto, el psicólogo, es ahí la importancia del manejo de las técnicas por un profesional del área.

Aunque no es estricto que el psicólogo sea únicamente psicoterapéutico, porque sin problemas dan tratamiento con tan solo el registro de diarios, el análisis de un seguimiento telefónico, en el proceso de vaciar información en los cuadernos de trabajo, dar asistencia en refuerzo de conducta y sistemas de retroalimentación, entre otras.

Cabe subrayar que todos los enfoques que pueda realizar los psicoterapéuticos se inclinen a ciertos recursos, que responden a conceptualizaciones teóricas del comportamiento humano, patología y tratamiento, existen profesionales en la rama que comparten comúnmente la mayoría de los enfoques.

## Para concientizar sobre el problema, hay que fomentar el Insight

Generalmente es la toma de conciencia del individuo donde radican todos sus problemas psicológicos, por ellos es importante fomentar, insistentemente, el Insight, que significa "percepción" o "entendimiento".

Que el paciente sepa cuál es su estado, es vital para que el psicólogo encuentre cuál es la raíz del problema, la oportunidad de ayuda a través de datos deducidos, tras escuchar en boca del paciente cómo se encuentra, qué es lo que piensa, cuáles son sus sensaciones con respecto al entorno.

Los psicólogos tienen claro que la naturaleza del Insight puede variar dependiendo de los enfoques. El ejemplo más claro reside en que el psicoanálisis busca del insight todos aquellos elementos reprimidos inconscientes. Además, los terapeutas cognitivos pueden dirigir el insight sobre las ideas irracionales de sus individuos en consulta.

Con el insight se busca que el individuo automáticamente realice una auto-reflexión, una auto-conciencia.

Un día, un joven llegó con confundido porque no encontraba qué hacer con el mal carácter que él poseía. Él es su muy adentro sabía que tenía un grave problema y que era momento de buscar una solución para ello, comenzó a asistir a psicoterapias, lo que le causaba una gran satisfacción saber que estaba ya en tratamiento.

Pero siempre había momentos, que por tensión laboral perdía los estribos y desataba aquel ímpetu escandaloso del cual posteriormente se arrepentía.

Era evidente que la asistencia a consultas hacían bien a su proceso de cambio conductual, pues reconocía que había fallado y reflexionaba sobre lo que había, acto al que no llegaba cuando desconocía el tratamiento de un psicólogo.

Ejecutar técnicas o saber identificar dónde está el problema en el paciente no lo es todo para cambiar la situación de la noche a la mañana, para ello requiere constancia, necesita disciplina en el cumplimiento de las exigencias médicas.

Profesionales de la psicología exponen la existencia de tipos de insight que se producen cuando el individuo se ve envuelto en determinada situación:

El primer tipo de Insight que identifican es el **intelectual**, el cual se caracteriza por darse cuenta de forma racional.

Esta forma de insight muestra una comprensión intelectual de algo, pero no un conocimiento emocional y operativo de una situación. Un ejemplo de este insight es el de alguien muy perfeccionista y lector de libros de autoayuda, que sabe identificar racionalmente qué es lo que le ocurre, pero no sabe qué hacer con ello y se siente desbordado emocionalmente.

Un segundo tipo de Insight es el **emocional**. En este tipo, la apercepción emocional de una situación, es la principal característica.

En este tipo si se produce una comprensión emocional; se contacta con las emociones internas como sujeto y, en lugar del desbordamiento emocional, hay una tranquilidad interna y confianza en uno mismo.

Un ejemplo de este insight es el que se produce cuando en una pareja, uno toma contacto de su dependencia afectiva con respecto al otro y, al separarse, observa una angustia que tolera y deja que progresivamente discurra en la situación, sin esfuerzos innecesarios.

En cambio, el último tipo de Insight en el que se produce tanto la comprensión racional como afectiva, estando asociado a un estado de confianza en uno mismo con un autoconocimiento personal, es el **integrado.**

### Reducción de la perturbación emocional

Esta técnica de la psicoterapia es una de las más aplicadas por los profesionales de la psicología, pues en consultorios a diario se presentan clientes con elevadas crisis emocionales, que paradójicamente, los bloquea a participar de forma activa en la terapia, a pesar de ser ese el motivo por el cual el paciente acudió al experto.

En busca de reducir el nivel de perturbación, el experto aplica técnicas de apoyo como la "Abre acción" y la "Clarificación".

La primera técnica busca que el paciente descargue la intensidad de sus afectos por medio de la verbalización de las circunstancias que consciente o inconscientemente se haya adherido y afectado a la persona. Es decir, todo humano cotidianamente está expuesto a circunstancias indeseable, ya sea prefabricada o sorpresiva, pero que de igual forma impactan los sentidos de la persona, que en su mayoría de los casos deben buscar la asesoría profesional para superar dicho suceso.

Con el empleo de la técnica de la "Clarificación", el terapeuta conduce al paciente a que conozca mucho más acerca de sus sentimientos, sus formas de relación intrapersonal e interpersonal, además de observar en el individuo su respuesta a los procesos "normales" del espacio en el que se desenvuelve.

Tal como expresa su concepto, tener clara la situación y el contexto es vital para la persona en tratamiento, ésta debe buscar siempre la estabilidad de lo que pasa en su entorno.

No obstante, la visita a lugares íntimamente relacionados con la naturaleza y una agradable visita a un familiar puede aportar un nivel de recuperación sorprendente a tal punto de la persona experimente la sensación de alivio que lo moverá a buscarlo una y otra vez, hasta lograr neutralizar sus perturbaciones emocionales.

Para ello es necesario también que el terapeuta y el paciente experimenten una catarsis, que permita una reducción de emociones intensas y se desarrolle una sensación protectora en presencia del experto.

Esta catarsis consiste en que el paciente desahogue todas las emociones que ha guardado por temor al reconocimiento, por un período prolongado.

## Información nueva como corrección de lagunas

Este apartado viene a subrayar la importancia del eliminar aquellas lagunas o ruidos existentes en el conocimiento del paciente por medio de información novedosa, aprovechando la naturaleza educativa de la psicoterapia.

Existen casos de personas alrededor del mundo que gracias a las psicoterapias han logrado superar "x" carga emocional que durante años había estado agobiándolos. Gente que tras perder a un pariente cercano, de experimentar una ruptura sentimental con su pareja o ya sea un accidente de tránsito, entre muchos otros, son dependientes de píldoras para controlar la ansiedad, o en otro caso, se inclinan a los famosos antidepresivos, que al final también tienen efectos secundarios como la fatiga, el cansancio, la pérdida del apetito y por consiguiente pérdida de peso, hasta llegar el extremo de pensamientos suicidas.

Lo anterior pasa cuando no hay una asesoría adecuada de lo que hay que hacer, principalmente porque estas personas se niegan a recibir ayuda profesional.

Un caso ejemplar fue el de Carolina Sevilla, una madre soltera de 27 años que afrontó tres fuertes situaciones en el lapso de cinco años. Cuando ella celebraba su aniversario de vida número 19, murió su hermano mayor a causa de la delincuencia, dos años más tarde su padre abandona el núcleo familiar tras "no soportar más la vida que llevaba", año y medio más tarde, cuando casi cumplía los 23, tuvo la dicha de salir embarazada de su primer hijo que a dos meses de dar a luz, los médicos detectaron en la gestante problemas en el útero que puso en grave riesgo la vida tanto de la madre, como del niño.

Tras superar el delicado embarazo, y con los dos sucesos anteriores vividos, Carolina, se sometió a psicoterapia para lograr, sacar en su totalidad todo el cúmulo emocional negativo que llevaba en su interior. Siendo bastante satisfactorio el proceso de eliminación de sus lagunas o ruidos existentes.

Cuando se realizan procedimientos como el anterior, es necesario que el paciente tenga, a diario, una continuidad de lo recibió en su última terapia, por lo que se le encargan tareas a seguir como escuchar música relajante con mensajes positivos de fondo, orientados al beneficio de lo que se desea lograr en el tratamiento con el terapeuta.

*Pero cualquier proceso, es imprescindible incentivar la fe, confianza y expectativa en que habrá un cambio.*

## Experiencia Emocional Correctiva

Este paso es fundamental en el proceso de tratamiento y superación de una situación psicológica adversa, pues es cuando el paciente finalmente es expuesto, pero con el cuidado de parte del terapeuta de que sea en circunstancias favorables, a una situación emocional al cual no era capaz de manejar.

Es decir, después de someterse a tratamiento para superar alguna connotación traumática, el individuo se enfrenta a lo que temía con una actitud renovada, más positiva. Acá, el terapeuta está en modo atento, pues desempeña temporalmente un rol particular que facilite a la persona a confrontar la realidad.

## La psicoterapia como tratamiento

En resumen, la psicoterapia en cada sujeto siempre presentará características únicas, pues cada persona es distinta y vive con problemas distintos, por lo que se requiere una evaluación de su problemática, ese es el trabajo que deberá desarrollar el terapeuta.

Primero el profesional deberá conocer todas las perspectivas del pasado del paciente y las causas que generó cierta crisis con la que se presentó al consultorio. Una mínima historia revelará mucha información sobre la raíz del problema y marcará la pauta para potenciar el cambio que se realizará en el sujeto.

**Pero, ¿qué se busca cambiar?,** principalmente el pensamiento, que por ende cambia la conducta y las emociones, por lo que repercute en todas las áreas del individuo.

Para emprender el camino del cambio, el experto pedirá el consentimiento del paciente para planificar juntos cómo abordarán los estadios del tratamiento, la aplicación de técnicas, registros y detalles de esta modalidad de trabajo, este paso presenta la responsabilidad ética del psicólogo y también por el carácter legal que ha tomado. Finalmente, después de las fases desarrolladas por el terapeuta, se combina el tratamiento de psicoterapias y psicofármacos, para maximizar los efectos positivos de la medicación, aunque depende de los casos a tratar.

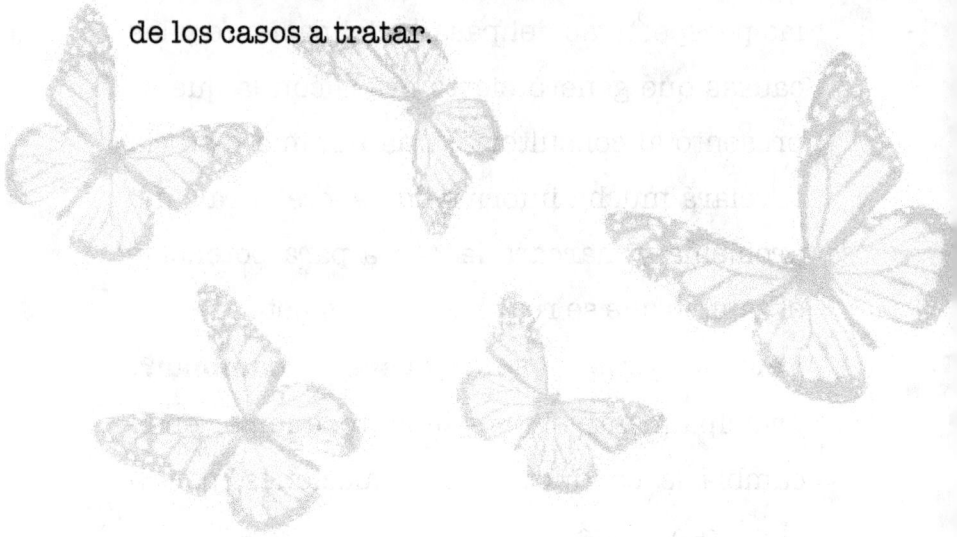

# CAPITULO II: EL TERAPEUTA EN ELACION CON SU PACIENTE

## LA ENTREVISTA TERAPÉUTICA

Un psicólogo no podría realizar su trabajo si no mantiene una conexión directa, mental y física entre él y su paciente y de ello dependerá los lazos afectivos y de confianza que se establezcan para garantizar un mejor proceso terapéutico. El tratamiento psicoterapéutico se apoya de una técnica sencilla, pero fundamental, esta es la **entrevista terapéutica**; que no es más que una charla que el terapeuta mantiene con su paciente en la que el objetivo primordial del primero (terapeuta) es conocer de cerca y observar detalladamente los patrones de conducta del segundo (paciente) lo que le permitirá crear un plan de trabajo específico para tratar su problema. Esta conversación busca entrar en la psiquis del paciente, explorar su interior emocional y mental, conocer desde adentro de él aquello que lo condiciona a tener cierta actitud o comportamiento.

En todo procedimiento hay un objetivo primordial y esta entrevista hace que el paciente cambie en gran medida la percepción que tiene de sí mismo, pero no solo de ello; sino también del entorno que lo rodea: personas, lugares, objetos y situaciones.

El primer logro que la entrevista debe tener, y de lo que dependerá su éxito posterior, es hacer que el paciente confíe en su terapeuta, lograr que éste se abra y hable de aquello que lo perturba, de sus miedos, frustraciones y aspiraciones. El terapeuta tiene que romper la barrera que los pacientes, por lo general, crean al ser cuestionados.

Si bien es cierto, la palabra entrevista se remite a una conversación entre dos interlocutores en el que las palabras son la materia prima de dicha acción; el terapeuta no deberá olvidarse de la kinésica o lenguaje corporal.

## ¿Qué es la kinésica?

Es importante recordar que el ser humano no solo habla o se expresa a través de palabras, sino que también lo hace con el cuerpo. La forma en cómo se mueve, las posturas que toma al sentarse o bien al pararse, sus miradas, gestos, sus ademanes al hablar, todo ello es una lengua no verbal, pero al final de cuentas siempre es un lenguaje porque transmite algo; incluso el tono de las palabras y hasta el tipo de lenguaje usado entra en esa categoría. Todo ello es kinésica. El terapeuta tendrá que ser muy hábil en la materia para poder descifrar ese código.

A la kinésica se le ha colocado en el grupo de los **paralenguajes**, aquella comunicación que no se da a través de la boca sino del cuerpo. Lo que no se dice con palabras pero se expresa con el comportamiento corporal.

Este lenguaje es una forma de comunicación no pensada, sino una forma involuntaria de expresar sentimientos, deseos, frustraciones, preocupaciones y muchas otras emociones humanas. Es por eso que es de suma importancia poner mucha atención a esto cuando se esté realizando la entrevista. El terapeuta tiene una tarea muy difícil y deberá poner todo su empeño si en verdad quiere ayudar a su paciente

El entrevistado (paciente) puede ocultar u omitir cierta información, ya sea por situaciones como vergüenza o como método de supresión para evitar revivir esas indeseables sensaciones de la mala experiencia, sin embargo será su lenguaje corporal quien lo pondrá al descubierto. El paciente intentará transmitir cierta imagen de su persona con sus palabras, pero puede que no sea esa misma personalidad lo que el terapeuta reciba a partir de lo que escucha y ve.

Pero existen ocasiones en que ocultar información no es precisamente voluntario, sino que son aspectos de la propia individualidad que permanecen inconscientes, pero que están ahí, la mayoría de veces haciendo ruido sin saber por qué, o simplemente se ocultan bajo la forma de síntomas, contracturas o pueden ser dolencias corporales.

Es por ello que el experto debe estar muy atento a todo lo que ve y escucha de parte del paciente, pues de ese análisis saldrán sus conclusiones. Deberá llevar un registro detallado de la entrevista, del desarrollo de ésta: cómo fue el inicio, su evolución, los puntos de inflexión y el cierre.

*Pero el éxito de este proceso, viene cuando nos conectamos como seres integrales, con una perspectiva holística e integradora.*

## ¿Cómo debe ser el comportamiento del terapeuta?

Si bien es cierto, un terapeuta es un individuo que ha tenido una formación en ciertas áreas específica, para el caso, hablamos de un psicoterapeuta alguien que ha recibido un entrenamiento o formación formal para tratar y ayudar, en este caso, a personas con problemas específicos y referentes a la psiquis.

El psicoterapeuta deberá dejar bien clara la postura que adquirirá ante su entrevistado (paciente) quién, lo más probable, mostrará una actitud de conmiseración y a la vez buscará indultos para su accionar. El psicoterapeuta no asumirá la posición de un juez en un caso, ni el paciente hará las veces de un acusado; lo que no significa, tampoco llegar al otro extremo donde nos encontramos con que el terapeuta es un sacerdote sentado en el confesionario y el paciente un pecador al otro lado de la cortina buscando perdón para sus culpas y que la plática termine con una absolución de pecados.

El psicoterapeuta sabe, de antemano, que no está teniendo una conversación cotidiana con su mejor amigo, sino con una persona alejada de su entorno, probablemente de un estatus social muy distinto al suyo; y que sin embargo necesita de su ayuda para resolver un conflicto. Es por ello que la conversación se desarrollara en una atmosfera diferente, deberá profesional y no coloquial con un objetivo claro, como el descubrir un problema y no el de enterarse de los últimos rumores del barrio.

Esto último no quiere decir que el terapeuta no pueda y deba crear una conexión o crear una relación directa con su paciente, al contrario, son los primeros pasos a ejecutar. Para lograr esto el terapeuta debe verse ante los ojos de su paciente como un profesional que sabe lo qué está haciendo, sin dejar de lado su humanismo. Es hacer que el paciente entre en confianza y pueda expresarse sin miedo a ser recriminado o calificado de vulgar o inmoral (dependiendo de cuál sea el asunto tratado.

## La entrevista no directiva

Es aquella en la que la entrevista se desarrolla de manera natural, en donde el entrevistador, que es quien lleva el ritmo de la plática, no interviene mucho y deja que su paciente diga todo lo que quiera decir. Es hacer que el paciente entre en confianza y comience a contar todo sobre sí mismo. Es darle la libertad de abrir su alma y que se auto explore, que tome conciencia de lo que es y de lo que está haciendo.

En este tipo de entrevista, muchas veces el terapeuta no hará preguntas, más bien hará que su paciente se sienta aceptado y comprendido; sin embargo no se debe olvidar el objetivo de la entrevista porque podríamos caer en el error de una conversación banal y vacía.

## Entrevista semi-directiva

La entrevista semi-directiva es la que le permite al psicólogo o terapeuta intervenir más y por ende, indagar más sobre la vida del paciente. Tampoco se trata de ser muy inquisidor, es más bien hacer que el paciente siga el camino por el cual se quiere llegar a una meta.

En este caso, las intervenciones del terapeuta serán más constantes, pero sin abusar, lo que podría asustar y cohibir al paciente. En esta también se debe hacer que el sujeto se sienta aceptado.

## Entrevista directiva

En este tipo de entrevista se encuentra a un entrevistador muy distinto de los dos anteriores. Aquí, el amigo comprensivo, paciente y accesible cambia a una postura mas rígida, pero no menos humana. Aquí el terapeuta controla al cien por ciento el curso de la entrevista, no deja oportunidad para que su paciente se vaya por las ramas y trata de enfocarlo o llevarlos al punto que quiere llegar.

Se trata que el terapeuta haga hablar a su paciente de los temas que él ha elegido, y no de los que el paciente quiere hablar. Nuestro entrevistador, al igual que un periodista bien informado del contexto y de su entrevistado, sabe qué preguntar y en qué momento preguntar.

El terapeuta puede sentirse libre de rechazar y cuestionar todo lo que el paciente dice, tampoco se trata de rivalizar con el otro, pero es dejar bien claro que lo que se quiere es la sinceridad del paciente y que este sepa que está ante un profesional de la salud mental, que no quiere perjudicarlo, sino ayudarlo.

Es importante tener presente, en todo momento, que no es un interrogatorio lo que se está haciendo. No nos encontramos en un juicio y no somos fiscales de ningún caso.

Una vez que hemos hablado de todo esto, vamos a decir cómo se debe o cómo debería trabajarse una entrevista terapéutica en relación a sus fases.

## Fase primera

En este primer momento es cuando se sientan las bases para lograr que el tratamiento dé los frutos que se esperan de la psicoterapia. Se le debe ofrecer al entrevistado toda la comodidad para que éste entre en confianza con su terapeuta.

Es clave lograr la empatía (rapport) del paciente, que él se sienta vinculado hacia su interlocutor para que la comunicación pueda fluir de manera horizontal. En definitiva es crear una relación donde ambas partes (igualmente interesadas) cooperen.

Es necesario que esta empatía se logre en los primeros quince minutos de la sesión, y para ello debemos valernos de muchos recursos como una sonrisa que vaya acompañada de una buena dosis de calor humano. Por regla general se estrechan las manos cuando conocemos a alguien (cortesía) pero para nuestro caso esta acción debe hacer que nuestros pacientes se conecten con nosotros, sus terapeutas. Estar atentos y mostrar interés en lo que nos dice nuestro paciente, que sienta que nos interesamos en su problema. Convencerlo de nuestra total y sincera disponibilidad en tratar de encontrar soluciones a sus perturbaciones.

No olvidemos que el lugar que en nos encontramos siempre tiene repercusiones en nuestro ánimo, por lo cual debemos poner énfasis en ofrecer al paciente un cuarto agradable a la vista, en el que dé gusto estar y conversar; evitar ruidos molestos como los que vienen de la calle, interrupciones de personas ajenas a la conversación, teléfonos sonando y por supuesto ofrecer muebles cómodos.

 Todo ello le dará la seguridad al paciente que nosotros queremos ayudarle. Al lograr esto, se está asegurando el éxito de la terapia.

La primera fase no se limita a una sola entrevista, puede que necesitemos de una o varias para lograr esa confianza. Cuando se tiene esto el terapeuta puede sustraer del paciente la información necesaria para conocer la problemática, lo que a su vez dará pie a las primeras hipótesis de qué está generando dicho conflicto.

Todo esto no se puede lograr si el individuo se resiste a hablar, de ahí la importancia de esta primera fase.

Pero es necesario aconsejar al terapeuta que evite ciertas posturas que podrían perjudicarlo en su trabajo, por ejemplo:

- Debe evitar parecer un juez ante su paciente.
- No tratar a su paciente como un objeto, como una mercancía de quien puede sacar provecho económico.
- No aparentar ser un erudito y hacer quedar a su paciente como un ignorante.
- Evitar acciones de rechazo o desprecio.
- Evitar que el paciente sienta culpa de sus actos.
- Evitar aquellos comentarios que bien podrían ofender.

Estos son solo algunos puntos que un terapeuta experto debe evitar, la idea es que el paciente nos cuente sus problemas y todo lo que nos pueda ayudar a ayudarlo. Él nos ha buscado (el caso que sea de manera voluntaria) porque quiere encontrar soluciones para un problema, no busca jueces, ni mucho menos sentirse peor. Vamos a romper la barrera que está entre nosotros y nuestros pacientes y lograrlo hay que hacer que ellos se sientan desinhibidos.

**Fase segunda**

Después de identificado el problema que hizo que el paciente buscara ayuda profesional y haya dispuesto confianza para contar todo lo que hasta en ese momento se sabe, lo cual se logra con las primeras entrevistas, se llega al siguiente estadio o fase.

Aquí se hacen las preguntas que consideramos necesarias para conocer qué es lo que el paciente piensa de sí mismo, cómo se percibe, cuál cree que es el papel que ocupa en el mundo sin dejar de indagar cómo piensa él que los demás lo ven o cómo se asume él ante los demás. Recordar que el paciente puede tender a hablar de si mismo, señalando los aspectos o cualidades buenas, ocultando o minimizando aquellos detalles que no le agradan de sí mismo o que considere defectuosos y así venderle a su terapeuta la mejor imagen de él o ella.

En este momento el terapeuta tendrá que ser muy hábil para hilvanar las entrevistas directivas y no directivas. Es decir que deberá tener sumo cuidado en el momento para saber en qué momento puede arremeter contra su paciente con cuestionamientos que ayuden al proceso y cuándo dejar que el cliente se extienda en su disertación. Tiene que poner en práctica las características de ambas.

Una forma clara de esto es cuando el terapeuta indaga en un tema específico y cuestiona a su paciente. Le interroga con el

QUÉ, con el CUÁNDO, POR QUÉ y A DÓNDE, incluso QUIÉNES. La idea no es preguntar por preguntar sin tener un objetivo claro, sino ahondar en aquellos hechos que a lo mejor nuestro entrevistado pueda estar escondiendo, ya sea porque se siente culpable o tiene miedo de una reacción negativa por parte del psicólogo que lo trata.

Se ha insistido en el profesionalismo y la ética del terapeuta y en esta etapa debe ponerse de manifiesto esto, ya que se necesita que sepa escuchar con atención y que no interrumpa constantemente a su interlocutor sin ninguna razón justificada.

También es muy importante que "nuestro amigo terapeuta" tenga la habilidad de conocer muy bien el camino que seguirá a lo largo del proceso para lo que tendrá que construir una estrategia. Que se concentre solo y solo en lo que su cliente le dice ya que de esa manera evitara llegar a conclusiones equivocadas. Que se desprenda de prejuicios sociales o/y religiosos

Si se evita esto, se asegurará que el paciente se sienta motivado de seguir trabajando en la búsqueda de soluciones, que siga explorando dentro de sí mismo y descubriéndose o redescubriéndose; pero sobre todo, estaremos asegurando el éxito de todo el proceso.

Con toda la información que se ha recabado, nosotros vamos a ser capaces de elaborar y poner aprueba una serie de hipótesis, lo que a su vez nos llevará a proponer posibles soluciones o alternativas y claro, a su posterior ejecución.

Claramente las hipótesis saldrán de las observaciones que haga el terapeuta, de ahí que debe prestar mucha atención en la entrevista porque se podría dar el problema de formular malas ideas y por ende eso significaría el fracaso de todo el esfuerzo.

Las malas hipótesis nos encausan a tratamientos erróneos que no nos llevan a ninguna parte, y en el peor de los casos, provocan la frustración del paciente. Para evitar esto se debe ser sumamente objetivo y analizar a su paciente desde un todo unido: su conducta, su ansiedad o nerviosismo en el momento de la interacción, los cambios de ánimos, tonos de voces, todo ello da pie a valoraciones e interpretaciones que por ende van sugiriendo teorías.

**Fase tercera**

Esta es la fase final o el cierre de la entrevista o en algunos casos, es también la finalización del tratamiento. Aquí se busca hacer un consolidado de todos los logros que se obtuvieron en las dos fases anteriores.

Si bien es cierto, en esta etapa se está dando por finalizada la sesión, no debemos bajar la guardia, porque incluso aquí el paciente puede aportar nueva información. Aquellos datos que a lo mejor se pasaron por alto o simplemente no se abordaron, en definitiva es tratar los cabos sueltos.

Se inicia esta fase al informar al paciente que el fin de la conversación se acerca lo que lo pondrá en aviso y tratara te traer a colación algún tema que crea conveniente tratar o reforzar los que ya fueron discutidos.

Si el paciente expresa la existencia de situaciones predecibles próximas por lo vulnerable que puede ser su entorno cotidiano, entonces se puede ensayar posibles situaciones de riesgo potencial con la ayuda del rol-playing, acá el terapeuta deberá recomendar, y lo más adecuado es practicar con el paciente, alternativas cognitivas-conductuales para afrontar de manera efectiva, nuevas crisis emocionales. Igualmente un seguimiento post-terapéutico gradual puede servir al mismo fin (por ejemplo, a los 3 meses de la terminación, a los 6 meses y 1 año).

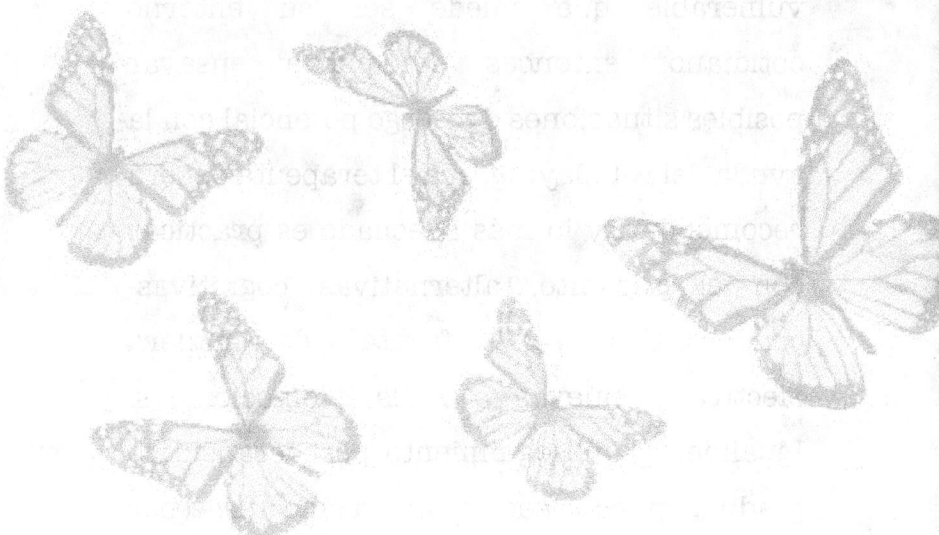

# CAPITULO III: LOS PRINCIPIOS BÁSICOS DEL PROCESO PSICOTERAPÉUTICO

Cuando nos aventuramos a pensar en la psicoterapia, seguramente la imaginamos como una serie de visitas a un doctor que se la pasará haciéndonos preguntas, mientras nosotros contamos nuestras historias de la vida recostados en un sofá. Sin embargo, en el proceso de psicoterapia, realmente se puede encontrar un verdadero espacio para comenzar a externalizar y a la vez expresar, cosas acerca de uno mismo, con la finalidad de aprender a reconocer nuestras propias conductas, emociones, además de cuestionar nuestras propias creencias e iniciar un proceso de reflexión al lado de alguien que nos escuche, en este caso el terapeuta.

La psicoterapia está teniendo cada vez más auge para el tratamiento de trastornos mentales diversos, sin embargo, aunque el terapeuta puede escuchar los comentarios del paciente sin poner en juicio comentario alguno, para este punto es necesario que empecemos a definir propiamente lo que es un proceso psicoterapéutico. Comenzaremos por decir que cuando se inicia una terapia psicológica, la comunicación entre el paciente, el psicólogo o el psiquiatra en cada una de las sesiones que se llevarán a cabo entre ellos dos, constituirán una relación que tendrá como fin que el paciente tenga un cambio en sus conductas, actitudes, pensamientos y emociones. Todo lo anterior constituirá lo que se denomina como proceso psicoterapéutico.

A pesar de la definición dada en el párrafo anterior, dicho proceso implica mucho más cosas de las que se pueden expresar en esas pocas palabras. Dado que el proceso psicoterapéutico, de primera instancia requiere la determinación del tipo de personalidad del paciente, de la psicopatología que se pueda presentar al momento de la primera consulta, del grado de disciplina que pueda tener el individuo con respecto a la terapia misma, de los ingresos del cliente (si es que se encuentra en una consulta privada), así como de sí se presentó a recibir ayuda psicológica por voluntad propia, por orden de la corte, por presión de su pareja, etc. Es evidente, que con lo anterior, el proceso psicoterapéutico no puede verse como una simple actitud de escucha y consejo.

En la actualidad, mucha gente cree entender la verdadera causalidad de sus problemas emocionales. Sin embargo, una vez que se someten a una psicoterapia, comienzan a descubrir que a través del proceso psicoterapéutico logran encontrar respuestas verdaderas al por qué de sus reacciones y conductas ante determinadas situaciones. Lo anterior, es posible, gracias a que mediante el análisis minucioso por medio de diferentes teorías psicológicas, el psicoanalista puede hacer conclusiones concisas y claras acerca del por qué se originó la psicopatología presente, del nivel alto o bajo de autoestima y, las herramientas que pudiera el individuo utilizar para poder mejorar su situación funcional, si es posible, en un lapso muy corto de tiempo. Por esta razón, las personas pueden entender que el crecimiento psicológico como proceso, es llegar a entender lo que desde hace mucho tiempo no habían sido capaces de concebir, de hacer, atreverse o sentir, al mismo tiempo que toman las responsabilidades de sus acciones sin miedos.

De manera común, muchas personas acuden a un psicoterapeuta, por recomendación de algún amigo, familiar o por algún anuncio que vieron en su revista de confianza. Este acto, seguramente constituye el primer paso del proceso, es decir la generación de una necesidad por usted ayuda. Generalmente la necesidad siempre va acompañada del deseo de encontrar a un profesional muy capaz para el trabajo, que tenga mucho prestigio y, si es posible que sea recomendado por algún amigo de confianza del paciente o tal vez, por el testimonio de alguien que tuvo un cambio completamente al recibir la psicoterapia.

Como cada paciente tiene una personalidad y forma de ser diferente, el proceso psicoterapéutico no es el mismo para unos que para otros. Para algunas personas, el avance puede ser rápido, debido a que cuentan con muchas más herramientas emocionales al principio de la terapia, en comparación con otras que ingresaron por estar en verdaderas crisis emocionales y con múltiples traumas de la infancia y adolescencia. Además, el tipo de psicoterapia es otra de las cosas que influirá para la velocidad de recuperación del cliente. Como llevar a cabo un proceso psicoterapéutico inicia con la toma de responsabilidades al momento de la exploración de múltiples situaciones poco gratas de la vida, al principio para muchos, esto puede ser un escalón muy alto de subir, sobre todo para personas con rasgos antisociales, limítrofes o evasivos. Del mismo modo, el éxito de esta última, dependerá también de variables propias del individuo, tales como: el tipo de motivación al inicio del tratamiento, es decir, si el paciente siente con ganas de recibir la terapia, por supuesto que será más fácil que éste se recuperen un periodo más corto de tiempo; el estado general de salud del mismo, debido a que muchos trastornos psicológicos son de origen orgánico y esto debe ser diagnosticado si se sospecha durante las primeras sesiones; por último, también es necesario conocer si el paciente ha tenido antecedentes de adicciones a algunas sustancias, debido a que los cambios neuro hormonales, son causa clara y directa de trastornos emocionales.

**Estructura de la entrevista**

Antes de iniciar cualquier proceso que se relacione con una terapia psicológica, es necesario conocer al paciente de una forma amena y amable si es posible. Esto con la finalidad de recoger información amplia y general, a la vez que específica para la posterior evaluación psicológica del individuo. Existen muchas técnicas para esto, pero todas coinciden en una serie de interrogantes disfrazadas en una plática donde el paciente o los familiares del mismo responden cuestionamientos que plantea el terapeuta, de manera general en la psicología clínica a este proceso se le ha denominado "La entrevista".

La entrevista es el instrumento fundamental dentro de la clínica, además de ser la primera herramienta para la investigación científica dentro del área de la psicología. Dentro de la clínica, la entrevista psicológica se compone de dos aspectos fundamentales: las diferentes normativas para su uso y la psicología propia de la entrevista.

Por muchos profesionales de la salud alrededor del mundo, a la entrevista se le ha definido como una conversación que lleva a una relación interpersonal en la primera sesión entre dos o más personas participantes de una psicoterapia y el psicólogo que los atiende, la cual tiene objetivos bien definidos, donde los entrevistados solicitan ayuda y el terapeuta trata de encontrarla mediante la determinación de las problemáticas existentes a través de preguntas.

La entrevista siempre será previa a cualquier diagnóstico e imprescindible, porque gracias a ella se puede encontrar una gran cantidad de información referente a la situación emocional del individuo que busca ayuda, sus formas de pensar, su salud sexual, la presencia de conflictos en el trabajo o en el estudio, e incluso sobre enfermedades que puedan alterar su coeficiente intelectual o su estado emocional. De manera general, todas las entrevistas siempre se enfocan en las necesidades y demandas que posee el paciente en las primeras sesiones. De manera clásica, durante la primera entrevista, el psicoterapeuta debe centrarse principalmente en preguntar acerca de situaciones de estrés, sufrimiento, conflictos de pareja o de naturaleza sexual; ya que proporcionan mucha información sobre la génesis del problema psicológico que puede presentar el cliente.

Una de las principales metas que debe tener el psicoanalista a través de la entrevista, es la identificación de la demanda principal de su paciente, para posteriormente comenzar con un proceso de elaboración de hipótesis referentes a la problemática que está detrás de la demanda, todas las teorías planteadas seguirán refutándose durante las sesiones siguientes, con la finalidad de comprobar si el problema en el que se pensó puede ser realmente la causalidad de la demanda.

La entrevista misma, además, es lo que muchos llaman el punto de partida de la relación entre el paciente y el psicólogo. Ya que durante esta, se rompe la barrera emocional y comienza la toma de confianza por parte de ambos. En este punto de partida, el psicólogo debe encontrar estrategias con las cuales pueda realizar un acercamiento con su paciente, tales como: recurrir al humor, adoptar actitudes de seriedad, preguntarle directamente en la causa por la cual está corriendo sus servicios, etc.; todo dependiendo de si el paciente extrovertido o introvertido.

Cualquier entrevista de carácter psicológico, puede ser de cualquiera de los siguientes dos tipos: entrevista psicológica abierta y entrevista cerrada. El primer tipo de entrevista, es una serie de interrogantes que el psicoanalista plantea a su paciente de forma totalmente abierta con la posibilidad de hacer las de manera aleatoria y en cualquier punto de la sesión. Por el contrario, la entrevista psicológica cerrada se caracteriza por constituirse de preguntas ya establecidas, las cuales muchas veces, forman parte de un cuestionario que busca como fin tener una idea diagnóstica de las problemáticas y complejos emocionales del paciente mismo.

Dos fenómenos bien establecidos se hacen presentes dentro de cualquier entrevista que se plantee en una psicoterapia, éstos son: la transferencia y la contra transferencia. Dentro del psicoanálisis, la transferencia se define como un proceso por el cual un individuo comienza a proyectar de manera inconsciente sobre su terapeuta una serie de vivencias, sentimientos y emociones; las cuales tienen una estrecha relación con su proceso de crecimiento a través de la infancia y su contacto con la familia. Dentro de este proceso el entrevistado tiende a asignar papeles al psicólogo y se comportará de una manera en base a estos. Generalmente durante la transferencia el individuo dejará ver aspectos muy irracionales y maduros acerca de su propia personalidad, sus tendencias dependientes y otros aspectos como el pensamiento religioso. Sin duda esta parte de la entrevista es donde el psicoanalista puede encontrar aquello que el paciente pide en su interior sea hallado.

En lo que respecta al proceso denominado contra transferencia, se podrán ver una gran cantidad de fenómenos que aparecen dentro del psicoanalista, muchos de estos de carácter emergente. Las reacciones de la contra transferencia principalmente son respuestas del entrevistado a todas las conductas de su paciente, éstas pueden ser: prejuicios, sentimientos reprimidos, opiniones personales, etc. Muchos autores a lo largo de la historia de la psicología clínica, han opinado que la contra transferencia puede llegar a ser peligrosa dentro de una psicoterapia debido a que las reacciones del psicólogo ante su entrevistado, pueden llegar a causar perturbación del centro del proceso psicoterapéutico, así como un posible fracaso. El enfoque que se ha tomado en estos últimos años es aceptar que la transferencia y la contra transferencia son dos fenómenos ligados e inseparables en sus aparición, sobre todo en la primera sesión de la psicoterapia.

Gracias a las respuestas de todos estos interrogantes, se tendrá el primer paso para su día de manera científica las emociones y sintieres. Cuanto más se profundice dentro de las interrogantes, más terapéutico resulta a la del proceso de entrevista. No basta con sólo tener respuestas simples para tales preguntas, sino que hay que adoptar una actitud abierta para poder ver todas las circunstancias que rodean los hechos que le causen conflicto al individuo. De esta forma el psicoanalista podrá desarrollar sus habilidades para poder una mayor conciencia en los diagnósticos psicológicos y, al mismo tiempo poder realizar el proceso de aplicación de una terapia como la breve, la Gestalt, la cognitiva, entre otras.

**Factores**

Dentro de cualquier proceso terapéutico, es seguro que podremos identificar una serie de factores que determinan el proceso a lo largo de toda la psicoterapia. Algunos de los que más han sido identificados por los expertos son: la duración de la misma, la edad del paciente, el factor placebo, el factor inter racional, la experiencia del psicólogo, entre muchos otros más. Con independencia de los factores que puedan incidir en el desarrollo del proceso terapéutico, en función de la posición teórica y las estrategias utilizadas por el terapeuta, muchos consideran que en toda psicoterapia estarán presentes, en alguna medida los factores anteriores y que sin duda van a determinar la respuesta del individuo,

El factor interracional es muy importante para establecer vínculos interpersonales que establece el individuo en su respuesta ante la situación terapéutica y propician o no determinados cambios. En este sentido, la relación con el terapeuta adquiere una importancia de primer orden.

Se ha señalado mucho anteriormente como en el proceso terapéutico existe un contexto donde se desarrolla la relación individuo terapeuta y, como en el mismo se aplican los recursos y estrategias terapéuticas que permiten lograr determinados cambios en las vivencias y los comportamientos del individuo, cambios que pueden ir encaminados hacia los siguientes objetivos:

- Disminuir el sufrimiento y el malestar psíquico del individuo.

- Disminuir o eliminar los sentimientos de angustias.

- Eliminar o adecuar los sentimientos de insuficiencias, logrando una mejor aceptación de sí mismo.

- Crear en el individuo habilidades y una mayor disposición hacia las relaciones interpersonales, disminuyendo o eliminando sus trastornos en la comunicación con los otros.

- Eliminar los patrones cognitivos e ideas irracionales que provocan dificultades emocionales y comportamentales en el individuo.

- Disminuyendo o eliminado los diversos trastornos psíquicos y somáticos que como consecuencia de los primeros (o a la inversa) están presentes en el individuo.

- Y otros objetivos y metas terapéuticas.

De igual forma, en lo relacionado con el psicoterapeuta, constantemente hemos señalado dentro del presente libro, como las actitudes que suelen expresar total aceptación por el individuo en la terapia, se vuelven el punto más fuerte del éxito de la misma. Por lo tanto, la comprensión y la autenticidad que el psicoterapeuta refleje hacia su paciente contribuirá definitivamente la creación de un clima terapéutico muy eficaz, mientras que en el caso contrario, el mostrar comportamientos y conductas que deseen de ver un intento constante por controlar la forma de pensar que el individuo como así como actitudes de crítica y censura o inclusive una tendencia un tanto inconsciente para dar consejos, puede resultar en la generación de una gran cantidad de defensas por parte del paciente.

Las defensas escritas en el párrafo anterior también pueden generarse con sólo el acto de hablar demasiado o defender los propios puntos de vista del psicólogo. Recuérdese que el paciente acude al psicoanalista porque busca una ayuda y una persona que lo escuchen sin poner en tela de juicio sus pensamientos, si el paciente no logra percibir esto, inevitablemente se crearán los fuertes barreras entre ambos, las cuales lograrán crear muchas dificultades en el proceso psicoterapéutico y su marcha normal, con la consecuente creación de un clima totalmente defensivo por parte del cliente, lo cual llevará a que en las propias defensas generadas por el individuo lo conduzcan a tomar conductas de retirada, acreditación, vergüenza, por mencionar algunas. Además, las defensas también pueden expresarse por medio del escepticismo, una constante pasividad en el transcurso de la sesión pensamientos de resignación y constante expresión por parte de la persona de sentimientos de miedo ante la misma o de ira hacia sus familiares por haberle mandado a tomar un tratamiento psicológico. Es realmente evidente, que si todo esto se expresa, el fracaso del proceso psicoterapéutico es inminente y, en vez de ayudar al paciente, se contribuirá al desarrollo de más trastornos emocionales de los que él mismo pueda manejar en ese momento.

## Actitudes y comportamientos que llevan al éxito

Las actitudes y los comportamientos, durante esta sección, serán vistos de una manera más profunda, en lo que respecta a la realización del proceso psicoterapéutico con un paciente. En lo que refiere a él mismo, las conductas y actitudes, refleja la conciencia que tiene de su responsabilidad ante los actos, así como las acciones que toma cuando se presentan cambios tanto benéficos como malintencionados con respecto a su psicoterapeuta. Sin hacer tuyas son buenas, seguramente habrá una conjunta colaboración con el psicólogo y un aumento en la motivación y el interés por continuar con la terapia. ¿Cómo nos podemos dar cuenta que hay una buena conducta?, fácilmente, el paciente se notará con sentimientos de alegría, llegará puntual a la mayoría de las sesiones y, de ser posible avisará de posibles adversidades al psicoanalista cuando venga de camino a su sesión.

Una vez que exista un mayor entendimiento por parte del paciente, en lo que refiere a sus problemas y las principales dificultades que le infunden complejos, el rol que él jugará en la producción de las mismas cambiará 180° grados y podrá entender qué es lo que realmente tiene que cambiar y las razones por lo cual necesita realizar dichos cambios. Por esto, la motivación hacia su recuperación está estrechamente relacionada con el grado de estrés psicológico que la problemática que tiene le ocasiona, de esta forma, si durante el proceso psicoterapéutico la comprensión de sus complejos emocionales, logra disminuir el estrés que le causa, habrá una mayor motivación hacia la búsqueda de más ayuda para sí mismo. Para promover, que el mismo paciente sienta una motivación aún mayor, podemos iniciar por hacerle preguntas tales como: ¿Cómo los problemas, síntomas o trastornos del mismo le están afectando la vida del individuo de manera general?, ¿En qué forma o dirección cambiarían las cosas si se eliminan esas problemas?

Dentro de la entrevista tenida antes en la primera sesión, el psicoanalista debe obtener información acerca de las metas y propósitos que el paciente tiene acerca de su vida. Esto es muy importante debido a que constituirán la razón si al de la formación de patologías como la depresión o los trastornos alimenticios como el lado derecho de la bulimia. Si recordamos que los intereses y las expectativas son puntos muy importantes a tener en cuenta, durante el transcurso de cada sesión, podremos lograr que la persona pueda aumentar sus esfuerzos e incluso plantear alguna terapéutica que incluye a tareas para la casa, con las cuales cada sesión desde la psicoterapia se pueda complementar de manera más eficaz y efectiva.

Nunca está por demás es decir que el terapeuta siempre debe mostrar un auténtico interés por la persona a la cual está tratando de ayudar a encontrar solución a sus problemas psicológicos, por tal motivo, se exigen de éste, algunas conductas y actitudes que siempre vayan enfocados a contribuir al éxito de cada objetivo de la psicoterapia, estas actitudes son: el respeto por la total autonomía de la persona, y le diste a en todo momento posible la imposición de ideas y opiniones sobre su cliente, abandonar cualquier actitud controladora, así como la imposición de condicionantes para poder impartir la sesión, es decir, situaciones como: si no se encuentra con su familiar no inició la terapia, sino se encuentran los dos juntos no continuamos etc. Además, él sugerir que el paciente realice acción es que realmente repudia, es una actitud que también es considerada perjudicial para el desarrollo de la psicoterapia. Agregando otras actitudes, la formalidad y la puntualidad del psicólogo es otro punto importante.

Durante el transcurso de las diversas sesiones, es válido hacer más preguntas para complementar los diagnósticos y tener certeza de la mejoría del mismo individuo, en estos casos las preguntas siempre deben ser objetivas y discretas, es decir debe cuidarse de emitir juicios en todo momento u otras opiniones que carezcan de la debida fundamentación e igualmente, debe atenerse al principio de mantener la más completa discreción, en cuanto a las informaciones que de conocerse por personas que no tienen que tener acceso a las mismas, pueden causar algún tipo de perjuicio al individuo. Esto igualmente resulta valido para aquellas informaciones que por su carácter privado, puedan resultar para el individuo a vergonzantes. El lector no debe creer que resulta ocioso insistir sobre la necesidad de mantener presentes determinados aspectos en la psicoterapia, sobre todo los que hacen referencia a la sexualidad del paciente.

# CAPITULO IV: RAPPORT

Otro de los conceptos fundamentales e irremediablemente necesarios para comprender lo que es una buena psicoterapia es el concepto de rapport, conceptualizar esta pequeña palabra implica que el lector pueda llegar a comprender que se trata de un proceso que es parte de la psicoterapia en el cual se establece una relación de confianza, sintonía y empatía entre ambos actores de la psicoterapia. De manera general, cuando nos referimos a que ambos han llegado a un acuerdo, estamos diciendo que tanto del cliente y el psicoanalista llegan a sentirse seguros y cómodos en su relación durante el tratamiento. Además de las actitudes que ya he señalado, deben ser manifestadas por el terapeuta, este contribuye al aumento del rapport en sus relaciones con sus individuos, mediante el empleo de comportamientos, mantenimiento de contacto visual directo, reflejo de los sentimientos del individuo, aspecto físico adecuado, gestos y expresiones faciales, habilidades demostradas en el empleo de preguntas y la capacidad de escuchar.

El rapport nos facilita la colaboración y el establecimiento de la alianza terapeuta, la cual resulta necesaria para alcanzar los individuo de la terapia, que se establecen de común acuerdo por los participantes en el proceso terapéutico.

Nuestro centro de alianza terapéutica lo constituye el interés común por explorar como piensa, siente y actúa el individuo. El terapeuta tiene la misión de estimular la autoexploración y la auto-evaluación del individuo, lo entrena en identificar, observar y evaluar los distintos eventos: pensamientos, emociones, comportamientos, que resultan relevantes.

El hecho de que podamos comenzar a reconocer que la psicoterapia es un proceso, nos obliga conseguir las distintas etapas del mismo para su correcto desarrollo. Los muchos enfoques que existen, no hacen más que plantear una gran cantidad de esquemas mediante los cuales se puedan dar los pasos para llevar a cabo la misma. De hecho, estos esquemas conforman una guía para que podamos comprender qué hacer en cada etapa, además de que constituyen por sí mismos una fuente de retroalimentación sobre la marcha del proceso psicoterapéutico, aun cuando el proceso mismo es continuo, no siempre puede mostrar su uniforme progresivo de forma lineal. Por eso hay que aprender a ser cada día más aptos para poder darse cuenta cuando el proceso está yendo viento en popa y, de esta manera poder ser mejores psicoanalistas día con día, ya que esto es esencial para poder establecer un buen vapor con el siguiente y a la vez lograr que éste supera todo sus trastornos emocionales lo más pronto posible que se pueda. Esquematizar por tanto el proceso psicoterapéutico, resultará enormemente beneficioso para poder llevar un control de una días sobre el tipo de psicoterapia implementar en el paciente.

## Esquema de las Etapas del Proceso Terapéutico

De manera común, la esquematización de las etapas del proceso psicoterapéutico se ha hecho en base seis pasos fundamentales que el psicólogo debe realizar a lo largo de toda la terapia está llevando con su paciente. Estos casos constituyen los siguientes:

1. Inicio formal de la psicoterapia y de la presentación de ambos actores entre sí mismos.

2. Exploración y evaluación de los datos obtenidos mediante la entrevista en las primeras sesiones de trabajo.

3. Establecimiento de objetivos terapéuticos definidos y selección de las técnicas y terapia psicoanalítica a utilizar como recursos para la recuperación totalmente plena del mismo paciente.

4. Comienzo de la ejecución y el desarrollo de las estrategias terapéuticas a

través de cada una de las sesiones programadas.

5. Evaluación de los procesos en los resultados alcanzados en lapsos establecidos de tiempo.

# CAPITULO V: INICIO FORMAL DE LA PSICOTERAPIA

Durante los anteriores capítulo, hemos observado que este punto consiste principalmente en la realización de la presentación entre ambos sujetos, el psicoterapeuta y la persona que necesita de manera urgente atención psicológica. Este paso desde la creación de la cita para la consulta primera y se desarrolla una vez que la primera sesión concluye de manera exitosa. Los datos que se reclaman dentro de este paso son principalmente del nombre del paciente, lo vacío, el estado civil, antecedentes familiares de enfermedades mentales, así como la razón principal por la cual el paciente está acudiendo a recibir terapia. Además, se programa la fecha y la hora de la segunda terapia y si es posible se calculó el presupuesto sobre el costo total de todo el tratamiento psicológico si es el caso de una consulta privada. Por otra parte, durante la segunda consulta, se procederá formalmente a la realización del cuestionario- entrevista donde se podrán obtener a mayor profundidad vivencias, emociones, expectativas y demás información necesaria para poder estar ser primeramente, el tipo de personalidad que el paciente presenta, así como de la existencia de alguna psicopatología.

## Exploración y evaluación de los datos

Durante la espora sobrevaluación de los datos, se procederá a seleccionar verdaderas estrategias con las cuales pueda hacer un diagnóstico más conciso del paciente. La implementación de pruebas psicométricas está validado durante este paso, además de la realización de otros exámenes médicos al paciente si es posible, todo esto ayudará a determinar la posible causalidad del trastorno presente. Como ya se ha dicho antes, no es raro que algún trastorno orgánico oculto esté detrás del malestar psicológico que la persona siguiente, como es el caso de la depresión por enfermedades neoplásicas o por la anemia. Una vez realizado el diagnóstico correcto y descartadas enfermedades de origen interno, se procederá a la consulta de bibliografía acerca de la enfermedad mental de la cual se está sospechando, nunca da completamente por hecho que uno como psicoanalista domina todos los temas a la percepción, siempre existe un caso que merece una profunda revisión de bibliografía para poder comprender lo mejor y realizar un buen trabajo con el paciente.

## Elección de la psicoterapia más adecuada para el paciente

Una vez realizado el diagnóstico, consultada la bibliografía acerca del trastorno presente dentro del paciente, se procederá a la elección de la mejor psicoterapia para el paciente. Si se dispone de tiempo largo para cada sesión, algunas de las razones que podemos tener presentes en mente serían: la terapia gestalt y la terapia rogeriana. Por el contrario, si las sesiones son de corta duración, se puede hacer uso de la psicoterapia breve o de alguna terapia que incluya dentro de sus técnicas la realización de tareas para la casa con las cuales el paciente pueda complementar de manera gradual su tratamiento y hacer frente a cada uno de sus temores de manera rápida y efectiva. El análisis de los conflictos emocionales por parte del paciente fuera del consultorio, muchas veces resulta muy fructuoso, además que acorta la duración de las mismas.

## Comienzo de la terapia

El comienzo de la terapia de manera común, se establece una sesión antes con el paciente, se explicará de manera extensa en qué consiste la misma, el tiempo que probablemente durará cada sesión y los objetivos que se esperan lograr a lo largo de cada mes. Asimismo, en el comienzo se realizarán las pruebas pertinentes a la misma terapia y se anotarán los resultados de cada sesión en el expediente del paciente, todo con la finalidad de que en el siguiente paso todo sea mucho más fácil.

**Evaluación de resultados**

En este último paso, se realizará un proceso de análisis en lapsos determinados de tiempo para observar la mejoría o la recaída del paciente. Es importante, que el expediente se mantenga lo más frío y honesto posible, algunas veces también puede recurrirse a escuchar las grabaciones de la terapia, si es que existen, para poder notar variaciones en el tono de la voz del paciente o el cambio de actitud durante el desarrollo de la sesión. De forma tal que es sea posible identificar de manera eficaz actitud desmotivado horas para con el tratamiento, una mejor comunicación entre el psicólogo y el paciente, así como muchos otros aspectos tan importantes para el que los resultados exitosos serán claros.

## Conclusiones

La psicoterapia es parte fundamental del tratamiento de muchos enfermos, no sólo las enfermedades tienen que ser física, sino que las enfermedades de la mente y las emociones también necesitan ser analizadas de manera seria. A través de todo este libro, hemos logrado exponer las diferentes técnicas para poder tener un *enlace terapéutico* exitoso con el paciente. No obstante, su aplicación de estas técnicas no sólo se limita en simples entrevistas terapéuticas, sino también a la resolución de problemas de carácter crónico en personas con trastornos definidos tales como las psicosis, la depresión, los trastornos de estrés post traumáticos, entre muchos otros. Además, también hemos podido revisar el importante papel que tiene la valuación inicial de un individuo, en especial la determinación del tipo de personalidad, ya que es parte importante para elegir de manera adecuada el tipo de psicoterapia a aplicar. De la misma formal hemos logrado exponer las teorías sobre las cuales están basadas estas terapias, los diferentes conceptos necesarios para poder entender su fundamento, así como varios ejemplos que nos muestran las situaciones en donde podemos utilizarlas con mayor efectividad y con una menor probabilidad de recaídas en un futuro. Además, En este punto podemos sentirnos seguros de saber que el lector ha comprendido muy bien cómo iniciar una entrevista psicológica, de cómo aplicar los diferentes pruebas psicométricas durante cada una de las sesiones, así como también tenemos la certeza de que el estudiante podrá establecer un rapport cuando se enfrenta su primer caso clínico a su cargo. Invitamos cordialmente a la lectura constante del presente material y al repaso una y otra vez de los diferentes capítulos para que de esta forma se logre un completo aprendizaje. Por último, deseo que esta obra sea de inspiración a otras personas de este mismo campo y ¿por qué no? en otros más.

*"El éxito de un enlace terapéutico está en la auténtica conexión con el paciente y la ética del terapeuta."* Lidia Cotes

*Santiago 3;13*

*"Quien es sabio y entendido estrés nosotros , muestre por la buena conducta sus obras en sabia mansedumbre"*

# BIBLIOGRAFIA

Adams, N., & Grieder, D. (2005). *Treatment planning for person-centered care the road to mental health and addiction recovery : mapping the journey for individuals, families and providers*. Bulington, MA: Elsevier Academic Press.

Bowdon, T. (2007). *50 psychology classics who we are, how we think, what we do : insight and inspiration from 50 key books*. London: Nicholas Brealey Pub..

Cormier, W. H., & Cormier, L. S. (1994). *Estrategias de entrevista para terapeutas: habilidades básicas e intervenciones congnitivo-conductuales*. Bilbao: Desclée de Brouwer.

Johnson, S. L. (2004). *Therapist's guide to clinical intervention the 1-2-3's of treatment planning* (2nd ed.). Amsterdam: Academic Press.

Jongsma, A. E., McInnis, W. P., & Peterson, L. M. (2000). *The child psychotherapy progress notes planner.* New York: Wiley.

Schröder, G. d. (1979). *Terapia conductista en niños y jóvenes*. Barcelona: Editorial Herder.

Suarez, E. (2000). *Enfoque del paciente con trastornos del sueño*. Bogotá: Asociacion Colombiana de Medicina del Sueño (ACMES).

Verges, L. (2008). *Habilidades para la entrevista psicoterapéutica en la practica clínica.* Santo Domingo: Editora Búho.

www.ingramcontent.com/pod-product-compliance
Lightning Source LLC
Chambersburg PA
CBHW050350280326
41933CB00010BA/1405